AF314978

DU TRAITEMENT

DU

CANCER DU SEIN

Imprimerie Ernest Meyer, 22, rue de Verneuil, à Paris.

DU TRAITEMENT

DES

AFFECTIONS CANCÉREUSES

ET SPÉCIALEMENT

DES

CANCERS DU SEIN

avec beaucoup de Faits de Guérison

PAR LE

Dr MICHEL (DE METZ).

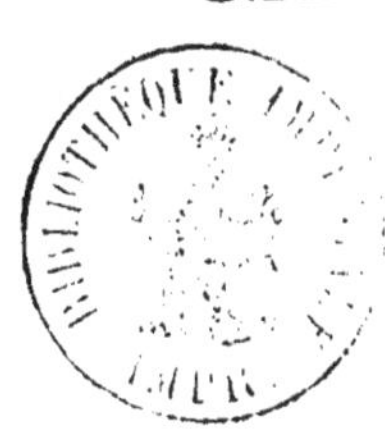

---◆---

PARIS

CHEZ L'AUTEUR, 22, RUE VINTIMILLE.

—

1859

PRÉFACE.

Ce n'est pas pour avoir la gloire de faire un livre que je prends la plume. Et puis, je le déclare, livré depuis vingt ans à une pratique spéciale qui absorbe tous mes instants de chaque jour, il me serait impossible de trouver le temps nécessaire pour faire un œuvre académique. Cependant il est question aujourd'hui, et cela d'une manière extraordinaire, tant parmi les médecins que parmi les gens du monde, de la maladie dont je m'occupe spécialement, *du cancer et des affections cancereuses*. J'entends dire à cette occasion des choses de la plus grande fausseté, je vois avancer des faits les plus erronnés, que je tiens à combattre, afin que l'opinion publique ne soit pas faussée en ce qui concerne une maladie qui vient si souvent affliger l'humanité. Comment ne pas relever la déclaration suivante faite par un médecin dont la position dans la science médicale est très-grande : un professeur de l'École de médecine de Paris, a osé dire d'une manière sentencieuse : « Depuis longtemps j'opère des cancers et pas un de mes cancereux n'a guéri, donc le cancer est inguérissable. Je veux bien convenir que pas un des cancereux du professeur n'a guéri ; mais je nie que le cancer soit inguérisable alors qu'il est opéré par des procédés voulus pour arriver à la guérison. » Un grand nombre de faits authentiques pris dans ma pratique journalière le prouveront évidemment dans le cours de cet ouvrage. Je ne promets pas des faits de guérison obtenus par l'instrument tranchant. Les opérations ainsi faites sont presque toujours sinon toujours, désastreuses, et le professeur que nous venons de citer emploie le plus souvent l'instrument tranchant. Cependant, je serais disposé à croire qu'il aura bien guéri quelques cancéreux, car il l'a écrit, comme nous le verrons, et que s'il s'est ainsi prononcé contre la guérison du cancer, c'était pour frapper plus fort sur un Étranger nouvellement arrivé à Paris, lequel, quoique privé des plus simples connaissances médicales, s'est posé comme guérissant toutes les maladies réputées incurables et particulièrement le cancer, et cela, au moyen de quelques pilules.

L'on conviendra qu'au milieu de ces excentricités médicales, et, je le répète, quand il s'agit de ma spécialité, je crois remplir un devoir en écrivant ce livre, qui aura, je l'espère, le mérite d'être sérieux et essentiellement pratique, et où les faits seront exposés tels qu'ils se passent dans les affections cancéreuses.

Nous n'admettons exclusivement aucun système, nous aimons à suivre les progrès de la science et rendons hommage à ceux des chirurgiens qui, par leurs travaux, ont fait progresser l'art de guérir une affection si terrible et si douloureuse que le cancer. Dans les temps anciens, cette maladie fut connue. Hippocrate en parle dans ses aphorismes d'une manière à ne pas douter qu'il en avait une connaissance assez juste. Pour trouver sur ce sujet quelque chose de remarquable, il faut arriver jusqu'au moyen âge, à Ambroise Paré, puis au XVIIIe siècle, au frère Côme, si célèbre par les nombreuses cures obtenues au moyen de la pâte qu'il appliquait sur les cancers, et qui est restée dans le domaine de la science.

Mais c'est seulement à partir du commencement de notre siècle que l'étude du cancer a été faite d'une manière fructueuse. Aidés des connaissances que l'anatomie pathologique leur a procurées, plusieurs médecins de cette époque ont bien dépeint les caractères physiques de cette affection et ont fait heureusement ressortir la connexion des productions cancéreuses avec les tissus ou organes au milieu desquels ils se sont développés.

De cette époque datent encore l'étude approfondie de l'infection cancéreuse, et les recherches sur la manière dont ce mal, d'une origine ordinairement locale, finit par envahir l'économie toute entière pour amener définitivement la mort. L'on s'est attaché à pouvoir diviser les tumeurs cancéreuses entre elles et de celles qui ne le sont pas. Si l'on était arrivé à pouvoir faire ces divisions d'une manière précise, les malades en auraient reçu un grand bien ; mais ce but n'a pas été atteint, malgré les prétentions de quelques médecins qui veulent y être parvenus au moyen du microscope.

L'on peut dire que cet instrument a fait entrer dans une phase nouvelle l'étude des tumeurs cancéreuses. L'on connait beaucoup mieux aujourd'hui leur structure intime, mais peut-on partir de là pour dire que sur le malade on pourra toujours porter un jugement certain sur la nature d'une tumeur ? Les micrographes le prétendent, à tort, je pense, et, en cela, je suis de l'avis de M. Velpeau. Ce professeur soutient que les micrographes vont trop loin. Il nie que la *cellule* dite cancéreuse soit l'élément spécifique du cancer ; — il prouve que des cancers bien constatés ne contenaient point la prétendue cellule spécifique du cancer, et qu'elle s'est rencontrée dans des tumeurs non-cancéreuses. Et puis, à quoi bon toutes ces divisions quand, sur le malade, il est trop souvent impossible de pouvoir les faire, et lorsqu'on serait parvenu à connaître toujours que telle tumeur est un cancroïde au lieu d'un véritable cancer, qu'en résultera-t-il, quand on sait que le cancroïde vous conduit aussi fatalement à la mort que le cancer lui-même? A quoi bon, en définitive, sert la distinction d'une tumeur de mauvaise nature avec une tumeur benigne, si ce n'est qu'elle nous ordonne d'opérer de suite les tumeurs de mauvaise nature, et que si l'on peut temporiser pour enlever la tumeur bénigne, il serait encore plus prudent de l'opérer de suite, attendu qu'il est reconnu que le bouton, la tumeur la plus bénigne, peuvent dégénérer en cancer.

CHAPITRE Ier.

Du Cancer en général.

———

I.

Aussitôt que je viens à parler du cancer en général, une pensée me vient à l'esprit, c'est la question de prédisposition à cette maladie. — Il semble qu'il soit de mode aujourd'hui de dire et d'écrire qu'il se trouve des personnes qui sont fatalement condamnées, dès leur naissance, à avoir un cancer dont elles ne guériront pas ; ou bien, *elles ont une disposition intérieure qui suffit, dans certains cas, pour donner lieu au cancer. Sans chercher à expliquer ni à définir cette disposition intérieure qui est et sera peut-être toujours inconnue dans son essence ; nous la désignons par le nom de diathèse cancéreuse. C'est cette diathèse qui est la véritable et l'unique cause de la récidive du cancer après l'extirpation ; c'est à elle qu'est dû le développement simultané ou successif de plusieurs maladies cancéreuses dans divers organes souvent très-éloignés les uns des autres. La diathèse cancéreuse, en d'autres termes, le germe du cancer, peut exister longtemps, et même toute la vie sans se manifester par aucun signe extérieur et sans produire aucune maladie cancéreuse (1).*

Ces principes, établis déjà depuis long-temps, sont plus fortement soutenus aujourd'hui que jamais. Je suis étonné de voir émettre de la part de certains chirurgiens, une opinion, ou plutôt un principe qui ne peut être appuyé d'aucun raisonnement, et qui se montre, dès la première réflexion, comme étant le fruit d'une imagination délirante. En effet, que penser de cette prétendue *cachexie cancereuse,* admise aujourd'hui, qui ne se ma-

(1) Dictionnaire des Sciences médicales, art. **Cancer,** par Bayle et Cayol.

nifeste par aucun signe extérieur, qui, quelque fois ne donne lieu à aucune maladie cancéreuse pendant une grande partie de la vie, et quelque fois pendant la vie entière des personnes qui la possèdent, laquelle cachéxie est inconnue dans son essence. Comment croire quelque chose que l'on n'a jamais vu, et qui ne se fait révéler par aucun signe.

En admettant ce principe de diathèse cancéreuse, les auteurs du Dictionnaire des Sciences médicales et plusieurs célèbres praticiens de notre époque, pensent que le cancer est susceptible de se reproduire vingt ans, trente ans après l'extirpation, malgré les apparences d'une santé parfaite pendant l'espace de temps qui a couru entre l'opération et la récidive.

C'est encore une supposition, car absolument rien, après l'opération jusqu'à la récidive, n'a pu faire croire à la présence du germe cancéreux.

L'on comprend que les auteurs qui admettent cette *cachexie cancéreuse*, sont d'avis qu'une personne qui a été porteur du plus petit cancer, n'eût-il été gros que comme un grain de millet, ne guérira jamais après l'opération, jouirait-elle ensuite de l'apparence de la santé la plus florissante. C'est la conséquence naturelle du principe absurde. Cette conséquence n'aurait aucun inconvénient pour les malades, si ce n'est que des médecins, les croyant toujours sous la funeste influence, pourraient leur ordonner un régime, un genre de vie, des médicaments, qui ne feraient que du mal aux personnes qui se portent bien.

Les partisans de cette doctrine admettent encore, ce que je nie formellement, c'est que le cancer vient toujours attaquer les gens, alors qu'ils jouissent d'une santé parfaite. Pour mon compte, j'ai été à même, et beaucoup de personnes, sans être médecins, l'auront été comme moi, de voir des hommes comme des femmes atteints d'une maladie de l'estomac par suite d'excès, et cette maladie dégénérer en cancer du pylore. Dans tous les livres de médecine, il est écrit que l'abus

des liqueurs fortes et du café noir disposent
à la gastrite chronique, qui dégénère souvent
en cancer de l'estomac. Tout le monde sait
que des violences locales, des coups, une
pression inégale et pénible, des frottements
continus ont développé des cancers. Les pei-
nes, les chagrins, joints à une vie sédentaire,
sont les causes les plus générales du cancer.
Il est reconnu que l'usage de fumer le tabac
avec une pipe dont le manche est court, irrite
les lèvres, qui deviennent le siège de boutons
de mauvaise nature, de boutons cancéreux.
Bordeu a dit que les personnes, sujettes dès
leur enfance aux affections dartreuses, deve-
naient, dans leur âge avancé, prédisposées
aux affections cancéreuses. Le cancer n'étant,
dans la majorité des cas, qu'une maladie
locale, il n'entraîne, de prime abord, aucun
désordre dans les fonctions de la vie. Il peut
apparaître au milieu d'une santé passable, si
elle n'est parfaite. Le cancer vient quelque
fois sur une partie du corps, de la même
manière que les maux appelés communément
maux d'aventure. Il se développe lentement

et sans que l'organe où il siège éprouve une notable augmentation dans sa température. S'il est traité à temps, s'il est enlevé avant que la constitution ne soit détériorée, le malade guérit radicalement. Le cancer peut repulluler, soit dans l'endroit où il siège, soit dans des organes plus ou moins éloignés, — c'est un fait constant que l'on ne peut nier, — mais des auteurs en ont tiré des conséquences exagérées. — Il n'est pour moi nullement démontré que le cancer soit sujet à repulluler infailliblement. — Quand il s'agit d'une réapparition de ce mal à l'endroit même où il était d'abord, et d'où il a été enlevé par une opération, ne pourrait-on point dire que cette opération a été mal faite, et qu'il est resté dans la plaie une sorte de germe, au moyen duquel le cancer se sera développé de nouveau ?

Quant à ceux que l'on rencontre au milieu de différents organes de l'intérieur du corps, chez des personnes qui ont déjà été opérées d'un cancer placé extérieurement, il me semble que l'on pourrait soutenir que ceux de l'intérieur existaient antérieurement à l'opération, ayant dû leur développement à la même cause qui a produit le cancer opéré. Quelques médecins prétendent encore que le suc cancéreux peut être resorbé en quantité plus ou moins grande et être porté par le torrent circulatoire dans les différents organes où il fait dépôt et constituer un véritable cancer. La résorption du pus est un fait incontestable aujourd'hui. — L'on peut également admettre la resorption du suc cancéreux.

II.

Le cancer est-il héréditaire, et dans ce cas y aurait-il encore espoir de guérison radicale par l'opération ?

Sur la première partie de cette question, je dirai qu'un père ou qu'une mère affectés d'un cancer ne peuvent le transmettre à leurs enfants, comme un syphilitique donne le germe de la syphilis au sien.— Un cancéreux n'aura pas des enfants cancéreux, comme un scrofuleux est à peu près certain d'avoir des enfants scrofuleux ; — un cancéreux ne verra pas parmi ses enfants des cancéreux, comme un père doué d'un tempéramment très-lymphatique verra certainement parmi ses enfants des constitutions lymphatiques. Mais un cancéreux pourra avoir des enfants cancéreux plutôt que l'homme qui n'est pas porteur d'un cancer. On hérite de ses parents de quelque chose qui tient au principe de vie et par conséquent inconnu, et qui nous dispose, comme nos pères, à être atteints de certaines affections plutôt que d'autres, et cela à tous les âges, dans l'enfance, dans l'âge viril comme dans la vieillesse. Il y a des personnes auxquelles surviennent des clous, des verues, comme à leur père ou à leur mère. Rien n'est plus commun de voir un homme, en avançant en âge, prendre un tic, un mouvement nerveux qu'avait son père ou son grand-père. Mais il y a aussi beaucoup d'enfants qui n'ont ni des clous, ni des verrues, ni des tics comme en portaient leurs pères.

C'est ainsi que l'on peut voir des cancers sur des personnes nées de parents cancéreux, et cela, il faut le dire, dans une proportion beaucoup moins grande.

J'ai eu, dans ma nombreuse clientèle, l'occasion de traiter pour un cancer du sein la mère et les deux filles.

Je dirai à la seconde partie de la question que nous nous étions posée, à savoir si l'on a espoir de guérir radicalement une personne affectée d'un cancer héréditaire, et, par conséquent, s'il faut en faire l'opération. Je ne m'occuperai pas des raisonnements que font à ce sujet les médecins, qui prétendent que le cancer est dans la constitution, qu'aussitôt qu'il y a cancer, il y a infection générale. On comprend qu'aussitôt que le cancer est héréditaire, à plus forte raison ils n'admettent pas la guérison ; mais nous traitons ici de la question d'hérédité et nous disons que nous voyons chaque jour des personnes atteintes de maladies qui tenaient de leurs pères et dont la médecine les délivrent radicalement. Chaque jour on entend dire : J'ai eu la même maladie que mon père, j'ai eu la même maladie, le même accident que ma mère ; et les personnes qui parlent ainsi ne sont pas mortes. Pourquoi ne guérirait-on pas également d'un cancer, parce qu'il serait héréditaire. Je n'en vois nullement la raison.

Je disais tout-à-l'heure que j'avais eu

l'occasion de traiter la mère et les deux filles, j'aurais pu dire que j'ai eu l'occasion de guérir d'un cancer du sein la mère et les deux filles. L'une d'elles est Mme Templier, dont la guérison est rapportée dans cet ouvrage au chapitre des faits de guérison, et qui demeure rue du Faubourg-Montmartre, 25. Sa sœur, dont j'ai parlé également dans le même endroit, est Mme Carlier, épicière, rue de Sèvres, 57. J'ai opéré également leur mère, il y a longtemps. Elle habite Saint-Germain-en-Laye, et, comme ses deux filles, elle jouit actuellement d'une bonne santé.

Je me rappelle encore que Mme Barbier, propriétaire à Nogent-sur-Seine, et que j'ai opérée sans récidive, est la sœur de Mlle Legras, rentière, habitant également Nogent-sur-Seine, et que j'ai délivrée d'une tumeur cancéreuse.

On le voit, par le raisonnement et par les faits, lors même que le cancer est héréditaire, il est susceptible d'être guéri.

III

Le cancer est-il contagieux ?

En touchant la plaie d'un cancéreux, ou
avec le pus d'un cancéreux peut-on être
atteint d'un cancer? On a fait des expériences pour éclairer cette question. Dupuytren,
Alibert, Vogel et Valentin, d'une part, sont
restés d'avis que le cancer n'est point contagieux.

D'une autre côté, Laugenbeck, en injectant
du suc cancéreux dans les veines d'animaux
sains, est arrivé à produire chez ces derniers
des affections cancéreuses. Les docteurs
Follin et Lebert ont injecté dans la veine
jugulaire d'un chien de la matière cancéreuse
d'un sein que le professeur Velpeau venait
d'opérer. Ces Messieurs s'étaient assurés avant

l'opération, par le microscope, que la matière contenait bien des cellules cancéreuses. Au bout de quinze jours, on ouvrit le chien et l'on trouva, dans les parois de son cœur, des petites tumeurs du volume d'un pois, d'un haricot, d'une tête d'épingle, et qui contenaient toutes des cellules cancéreuses.

Lorsqu'un cancer se développe où l'absorption peut avoir lieu, où il y a des membranes muqueuses, comme à la bouche, aux organes de la génération, l'on remarque que la partie recouverte d'une membrane muqueuse qui touche au cancer devient elle-même cancéreuse. Mais ce n'est qu'à la longue; car l'on peut toucher, avec un organe dépouillé de la peau, un cancer, et n'en être pas infecté.

J'ai été appelé, il y a peu de temps, à voir un malade habitant la Normandie qui avait été toute sa vie un grand fumeur avec la pipe. — Il avait été atteint d'un bouton au bout de la langue, qui est devenu cancéreux; la langue elle-même s'est prise, et la glande parotide du côté droit également. Quand je l'ai vu, une vaste ouverture du même côté laissait voir la base de la langue changée en un affreux ulcère. Cet homme, qui mourait littéralement de faim, succomba le lendemain de ma visite. Après avoir quitté le moribond, sa femme, jeune encore comme lui, me fit entrer dans sa chambre pour me faire voir un sein qu'elle avait malade; c'était le sein droit. Il avait le mamelon ulcéré, et, à la base de ce mamelon, on trouvait dans le sein une tumeur d'une nature réellement cancéreuse. Je me suis demandé : le mari, avec sa langue portant déjà un bouton cancéreux, n'aura-t-il pas embrassé le sein de sa femme? Des femmes, qui portaient aussi le mamelon ulcéré, m'ont dit que c'était ainsi que leur mari leur avait communiqué le cancer.

Si la contagion du cancer est difficile, s'il faut un certain concours de circonstances pour qu'elle ait lieu, tant mieux dans l'intérêt de l'humanité; mais il n'en est pas moins vrai que le cancer est contagieux.

IV.

Les cancers peuvent être divisés en deux
catégories. Dans la première, sont ceux placés
trop profondément dans le corps pour que
la main du chirurgien puisse les attaquer
par l'instrument tranchant, ou les caustiques
etc., et contre lesquels on ne peut employer
que les ressources de la médecine proprement
dite, et qui consistent en des médicaments à
prendre à l'intérieur.

Dans la deuxième, l'on place ceux, au contraire, que le chirurgien peut palper, et enlever par une opération quelconque. C'est
de cette deuxième catégorie dont nous nous
occupons spécialement, et dont nous traite-
rons dans cet ouvrage, tout en étant forcé de
parler des cancers en général, pour rendre

notre sujet plus facile et notre exposé plus clair, et parce qu'on a voulu et l'on veut quelquefois encore aujourd'hui guérir par des médicaments donnés à l'intérieur, toute espèce de cancer, même ceux placés intérieurement.

Les cancers placés extérieurement ont été les premiers reconnus, et la forme que ceux du sein prennent souvent ont fait donner à cette maladie ce nom de *cancer,* qui vient de καρκινος, crabe. Les tumeurs cancéreuses du sein sont environnées de grosses veines bleues qui imitent assez les pattes d'un crabe. Mais ce n'était pas à cause de cette ressemblance seulement que cette maladie fut ainsi primitivement désignée, mais parce que dans ces temps-là, d'une ignorance complette relativement à la nature du cancer, l'on admettait que cette tumeur du sein avec ses veines qui formaient des pattes, n'était rien autre qu'un animal ressemblant à un crabe. Aussi, était-il d'usage alors de placer un morceau de viande sur la tumeur ulcérée pour nourrir le soit-disant animal, et qu'il n'eut pas besoin de se repaître aux dépens de la personne qui le portait. C'est un remède encore employé aujourd'hui dans quelques pays où la civilisation n'est pas parvenue.

Le cancer est un développement morbide au milieu des tissus sains.

Les tumeurs cancéreuses sont susceptibles de prendre toutes les formes. Elles sont à peu près rondes, ou bosselées.

Leur volume est extrêmement variable ; on en voit de grosses comme la tête d'une épingle, et d'autres grosses comme la tête d'un homme.

Cela varie beaucoup selon le lieu où siège le cancer. Ceux du sein et des membres, qui sont d'une nature fibreuse présentent souvent un volume énorme. Celui du col de la matrice, lorsqu'il est infiltré, est peu volumineux ; mais lorsqu'il est végétant, il va jusqu'à cinq ou six centimètres de diamètre.

Lorsque le corps tout entier de l'utérus est pris, on ne peut plus en mesurer l'étendue d'une manière précise. Le cancer des ovaires est quelquefois d'un volume capable de remplir toute la capacité du ventre. Celui qui a une forme molle peut atteindre à la grosseur de la tête d'un homme. Celui du testicule est susceptible de parvenir à 10 ou 15 centimètres de longueur, sur à peu près moitié de la largeur. Les cancers de l'estomac et des intestins sont toujours de peu de dimension ; c'est dans le premier de ces organes où l'on trouverait plutôt des champignons encephaloïdes d'une certaine grosseur.

Le foie est assez souvent le siège de cancers. S'il n'y a qu'une masse cancéreuse, elle est en général très-grosse. Le plus souvent ce sont de petites tumeurs logées çà et là dans le foie en très-grand nombre qui constituent la forme de cette affection dans cet organe.

Lorsque le cancer affecte les glandes lymphatiques, il peut prendre un volume considérable ; il est de petite dimension à la peau.

Le système osseux est trop souvent le siège du cancer qui s'y développe énormément s'il se présente sous la forme d'une seule tumeur.

Lorsque la formation d'une tumeur cancéreuse est précédée d'une ulcération, on désigne ordinairement l'affection sous le nom d'*ulcère cancéreux*.

Quand la tumeur a existé pendant quelque temps sans ulcération et que celle-ci vient à s'en emparer, on dit que le *cancer est ulcéré*.

La trame du tissu cancéreux est molle ou plus ou moins dure, presque homogène, d'apparence fibreuse; si on la coupe par portions il sort le plus souvent un liquide lactescent, trouble, d'une teinte d'un jaune très-pâle, et qui est le signe pathognomonique du cancer.

Ce suc cancéreux pénètre les interstices de la tumeur, ou bien s'y trouve réuni en petits foyers. C'est dans ce suc cancéreux que les micrographes ont observé cette fameuse cellule spéciale, différente de celle que l'on trouve dans le pus; laquelle cellule est contestée par un grand nombre de chirurgiens comme étant le signe caractéristique du cancer.

On a donné plusieurs noms aux cancers, d'après leur composition anatomique. Si le tissu

2.

cancéreux est mou, ou presque homogène, ou d'un blanc pâle, il forme le cancer *cérébriforme, encéphaloïde,* ou *sarcôme médullaire.*

Si le tissu est fibreux, d'une dureté pouvant varier depuis la forme élastique jusqu'à la dureté du fibro-cartillage, avec des réseaux irréguliers, d'une couleur jaunâtre et terne; c'est le cancer que l'on appelle *squire.* Quand on le coupe avec le scapel, cet instrument crie comme si l'on coupait une couenne de lard.

L'on appelle cancer *gélatiniforme* ou *colloïde* lorsque le tissu de cette production morbide a la consistance de la gelée.

Le système des vaisseaux sanguins est très-variable par son abondance dans les cancers; les uns n'ont que très-peu de ces vaisseaux, d'autres en sont tellement pénétrés qu'ils constituent l'élément morbide qui, le premier peut-être, fera périr par hémorragie la personne qui porte un cancer ainsi rempli de vaisseaux sanguins. C'est ce que l'on nomme le *fougus hémotodes.*

Il y a une cinquième forme de cancer, dans lequel une matière colorante noirâtre prédomine au point de donner à la masse une teinte spéciale que l'on a comparée à celle des truffes ; c'est le cancer *mélanique*.

Le docteur Lebert, dont les savants travaux sur les affections cancéreuses doivent être pris en grande considération, admet une sixième forme du cancer, qu'il appelle *phymatoïde*, à cause de la ressemblance que la tumeur cancéreuse présente dans ce cas à une matière tuberculeuse.

Ces différentes formes du cancer ne se trouvent pas indifféremment dans toutes les parties du corps ; chaque forme affecte plus particulièrement telle partie.

Ainsi le squire, le plus souvent, se rencontre dans la glande mammaire, la parotide, le testicule, les glandes sous-maxillaires et lacrymales, et, à l'intérieur, l'œsophage, l'estomac, le rectum, le vagin, le col de l'utérus, et le larynx.

Quand aux cancers moux, ils sont susceptibles de se trouver partout, avec quelques particularités, cependant, inhérentes à chacun d'eux.

CHAPITRE II.

Du Traitement du Cancer en général.

Nous avons dit que nous ne nous occuperions dans ce livre que des cancers placés extérieurement, c'est-à-dire de ceux que l'instrument du chirurgien peut atteindre; cependant, pour guérir les cancers ainsi placés, l'on a mis et l'on met en usage encore aujourd'hui, plus rarement il est vrai, des remèdes qui s'emploient à l'intérieur. Il est impossible que nous ne disions pas ce que nous pensons de la valeur de ces remèdes.

Nous commençerons par la ciguë, qui a

été employée comme anti-cancéreux depuis plus d'un siècle, d'abord avec une grande vogue, qui ne fut pas de longue durée. Elle était presque tombée dans l'oubli, lorsque dans ces derniers temps plusieurs médecins, entr'autres Récamier, l'ont de nouveau employée contre les cancers en emplâtres sur la partie malade et à l'intérieur. C'est sous forme d'extrait alcoolique que Récamier donnait cette substance; et dans un ouvrage qu'il publia alors, il assura avoir recueilli un grand nombre de cas de résolution d'engorgements de l'utérus, du foie, de la rate, des seins, des testicules et des membres par ce médicament. Ces expériences heureuses, annoncées par ce médecin célèbre, furent répétées par beaucoup de nous, et n'eurent aucun résultat favorable. Récamier, avait un grand savoir, était doué d'une imagination très-active qui l'entraînait à voir ce qui certainement n'existait pas; il il a vu des cancers guéris qui ne l'étaient pas. Et la ciguë est de nouveau considérée aujourd'hui comme étant sans aucune action curative sur la maladie qui nous occupe.

Ce médecin cessa lui-même d'exalter les vertus de la ciguë pour vanter une autre méthode de guérison du cancer : la compression, empruntée à un médecin anglais, le docteur Young, qui soumit des tumeurs cancéreuses à une compression méthodique et en obtint quelques bons résultats. Récamier et, à son exemple, beaucoup de médecins en France appliquèrent à un grand nombre de cancéreux ce mode de traitement, et Récamier seul, ou à peu près seul, annonça des succès à faire croire que l'on pouvait étouffer, faire *mourir* un cancer en le tenant longtemps comprimé. Ces résultats heureux étaient encore le fait de son imagination. On a peine à comprendre le haut rang qu'occupa ce médecin dans la science médicale, et la célébrité qu'il possédait dans le monde, quand on sait combien il commettait d'erreurs. Je ne citerai qu'un fait. Je suis appelé un jour, place Vendôme, à Paris, pour voir une malade que j'avais opérée d'un cancer au sein par ma méthode. La compression était en vogue, et une personne de la maison où je me trouvais se faisait ainsi traiter par Récamier. Son sein cancéreux était encore soumis à la compression ; mais l'on me disait que de très gros il était réduit en trois ou quatre jours, à presque rien. Comme je paraissais douter d'un résultat si prodigieux, l'on me proposa de me faire voir la personne ainsi traitée heureusement ; j'acceptai. Une fois que le bandage qu'elle avait sur le sein malade fut ôté, je fus forcé de reconnaître que ce sein malade était de moitié moins gros que l'autre, qu'il était applati contre les côtes d'une manière démesurée. Voilà, me dit-on le résultat de la compression. La malade me dit ne presque plus souffrir dans le sein, mais plutôt un peu sous le bras voisin du sein et dans le dos. Je palpai ces endroits douloureux et reconnus facilement que la prétendue tumeur cancéreuse ainsi guérie n'était autre chose qu'un abcès du sein dont le pus avait été chassé par la compression et s'était porté au lieu où je le reconnaissais. Pour convaincre la malade de ce que je lui annonçais, j'y fis une ponction avec un stilet creux et il en sortit le pus que j'avais annoncé. Voilâ une erreur due à la compression et non une guérison. Du reste je ne sache pas qu'aujourd'hui l'on fasse usage de cette méthode qui ne peut s'appliquer que dans les cas ou la tumeur cancéreuse siège sur organe qui offre de la résistance.

Au commencement de ce siècle, le créateur de la médecine dite physiologique eut assez de puissance pour peser de tout son poids sur la marche que tenait alors la science médicale. Il imprima son cachet sur tous les modes de traitement employés contre les maladies. Le cancer qui semblerait devoir rester étranger, par sa nature, aux principes de la médecine de Broussais, paya son tribut et fut soumis à ses lois. Il fut considéré comme le produit d'une phlegmasie chronique, et traité comme tel. Le régime adoucissant joint à des applications réitérées de sangsues sur les cancers ulcerés ou non fut considéré comme un remède souverain de cette maladie. Et les résultats ne furent pas heureux. L'on peut dire même que le traitement anti-phlogistique est destructeur pour les personnes affectées de

cancers, qui sont ménacées de dépérissement :
elles ont besoin d'un régime tonique et doivent s'abstenir le plus possible de perdre du
sang soit par la saignée soit par les sangsues.
Ce n'est que dans des cas spéciaux qu'il faut
y avoir recours et ne jamais en faire la base
du traitement anti-cancéreux.

L'iode et ses composés, surtout l'iodure de
potassium ont rendu de si grands services à
l'art de guérir, qu'il est naturel de penser que
peu de temps après que l'on a constaté leurs
précieux effets dans les maladies, les médecins
les ont employés contre le cancer. Malgré
quelques succès qui ont été proclamés, on est
arrivé aujourd'hui à la triste conviction que
l'iode, l'iodure de potassium, n'ont aucune
vertu curative sur le cancer. Avec l'emploi de
ces médicaments la marche de la maladie
n'est pas même enrayée.

Le mercure, ce spécifique si puissant dans
la siphylis constitutionnelle, a été également
essayé pour la guérison du cancer et cela sans
aucun résultat.

L'arsénic entre dans la poudre du frère

Côme, qui compte des succès au milieu des accidents d'empoisonnement qu'elle occasionne. On avait espéré qu'en maniant ce sel avec prudence, c'est-à-dire en le fesant prendre aux malades à l'intérieur, à des doses petites d'abord, puis plus fortes, on pourrait arriver à des guérisons. Des médecins anglais, entr'autres Walshe, ont fait des livres pour vanter l'arsenic et principalement l'iodure d'arsenic dans le cas qui nous occupe, et cependant personne n'y ajoute foi, les faits n'ayant pas répondu aux espérances que donnaient ces ouvrages. L'arsenic et ses composés n'ont aucune valeur curative sur le cancer.

Le fer, l'iodure de fer, le phosphate de fer, ont été essayés en vain.

L'or a été préconisé d'une manière remarquable par la faculté de médecine de Montpellier qui a cru pendant un certain temps que ce minéral était au cancer ce que le mercure est à la siphylis; mais la plupart des médecins de cette école sont revenus de leur erreur et le petit nombre de ceux qui persistent à se servir de ce médicament contre le cancer ne tarderont certainement pas à l'abandonner.

L'huile de foie de morue est un remède à la mode, si j'ose m'exprimer ainsi, car il ne devrait pas y avoir de mode en médecine Elle a été employée contre une foule de maladies. Elle ne pouvait être oubliée pour la guérison du cancer. Son action réellement curative dans la maladie scrofuleuse fesait espérer qu'elle agirait favorablement dans les affections cancéreuses; mais rien n'est venu attester la réalisation de cette espérance.

La chirurgie était depuis longtemps établie comme une branche importante de l'art de guérir, et cependant on n'avait pas encore osé porter l'instrument tranchant sur une tumeur cancéreuse, ce n'est que plus tard, et peu à peu que ce genre de traitement a été employé.

Aujourd'hui les chirurgiens chargés dans les grands hôpitaux de Paris, de faire les opérations graves, telles que les amputations, se servent du couteau pour abattre les seins cancéreux, comme pour enlever toute espèce de cancer.

Ainsi que nous l'avons déjà dit, leurs succès sont peu nombreux.

Sans parler de la répugnance souvent insurmontable qu'éprouvent certaines personnes pour se faire tailler ou opérer par le couteau ; il y a des raisons très sérieuses pour que ce mode de guérison ne soit pas mis en usage. Lors même qu'une personne se soumet volontiers à subir une opération sanglante ; il n'est pas dit pour cela que l'opération n'agira pas sur son esprit, sur son moral assez fortement pour compromettre ses jours. La seule vue du sang couler, à plus forte raison de son sang, a fait une impression fort pénible à plus d'une personne qui cependant était d'un caractère ferme, et cette impression fort pénible peut avoir des résultats très néfastes. C'est ainsi que j'explique, c'est à cette cause, à l'influence destructive sur le moral que j'attribue la mort de deux femmes que M. Velpeau cite dans son même ouvrage (1).

(1) Page 647. Voici ces deux faits :
Une femme qui m'avaït été conduite par son médecin, le docteur Parent, femme forte, grasse, àgée de quarante ans et que j'avais débarrassée d'un ancéphaloïde non ulcéré, moins

Malgré toutes les précautions et tous les soins que l'on peut mettre à lier toutes les artères susceptibles d'occasionner une hémorrhagie après le pansement d'une personne que l'on vient d'opérer, les hémorrhagies ne sont pas rares dans ce cas; elles affaiblissent considérablement la personne opérée et peuvent être pour elle une cause de mort.

volumineux que le poing, fut prise le jour même d'angoisses, d'agitation, de fièvre, de chaleur à la peau, de soif intense. A la visite du lendemain, je la trouvais en proie à une extrême anxiété, à de l'agitation, à une sorte d'étouffement, au besoin de se remuer sans cesse, à une vive douleur de reins, à quelques nausées et à des douleurs vagues par tout le corps. Le second jour, le délire était survenu, la langue était sèche; rien pourtant de particulier ne s'était développé du côté de la plaie que je m'étais hâté de découvrir la veille. L'auscultation, la perscussion, n'indiquèrent rien d'anormal du côté du cœur ou des poumons. Aucune lésion spéciale ne se laissait apercevoir vers l'abdomen. La malade n'en succomba pas moins dans la nuit du troisième jour. L'ouverture de son cadavre ne nous apprit absolument rien de satisfaisant sur les causes d'une mort aussi prompte.

A la fin de 1851, un fait semblable s'est présenté de nouveau à l'hôpital. Eclairé par l'observation précédente, je fus effrayé cette fois, beaucoup plus que la première, dès le principe je fis part de mes craintes aux élèves en plain amphythéâtre. Comme l'autre femme, celle-ci resta anxieuse, agitée, brûlante, tourmentée depuis le soir même de l'opération jusqu'au troisième jour, sans qu'il y eut chez elle d'érysipele,

Des érysipèles fort graves (1), viennent le plus souvent compliquer la plaie faite par l'instrument tranchant.

Qui ne sait que s'il y a récidive à la suite de l'opération d'une tumeur cancéreuse, elle a lieu toujours avec plus de promptitude et d'intensité après l'emploi du couteau qu'après l'usage des caustiques.

Avec l'opération par le couteau l'on craint encore ce qui n'arrive jamais par les caustiques, c'est une pleureusie avec épanchement de phlegmon, de symptômes de péritonite, de pleurésie, de péricardite ou de lésion abdominale. L'autopsie qui fut faite vingt-quatre après la mort, ne nous fit découvrir aucune lésion matérielle.

(1) Beaucoup de personnes ne se doutent pas de la gravité d'un érysipèle survenant chez une personne qui vient de subir une opération chirurgicale. Et il ne faut pas mesurer la gravité de cette affection, à l'intensité de la couleur de l'érysipèle. Au contraire, et au dire du professeur Velpeau, les plus dangereux érysipèles sont ceux qui paraissent les moins intenses. D'après lui il en existerait une espèce fort dangereuse et qu'il appelle *bronzé*, à cause de sa couleur plutôt bronzé que rouge : « Une jardinière, dit-il, opérée par moi d'un ancephaloïde du » sein droit, à Montreuil, en 1847, fut ainsi prise le second » jour avec une telle violence que le sixième elle était morte. » Madame D.... que j'ai opérée rue Hauteville dans le courant de la même année mourut de la même façon dans le même espace de temps (Ouvrage cité page 654).

d'eau dans la poitrine du côté où le sein a été opéré. « Ces épanchements, dit le professeur Velpeau, paraissent naître de deux manières ; chez quelques sujets, ils s'établissent sourdement, sans symptômes inflammatoires assez sérieux pour éveiller l'attention, et comme si le travail pathologique était venu par continuité de la plaie. Alors, néanmoins, la malade n'est point restée sans fièvre. Le pouls a conservé ou repris de la fréquence, sans cesser d'être petit ou faible. Si l'on y fait attention, on voit que la femme respire mal, ou qu'elle pâlit. Mais comme la présence d'une plaie peut à la rigueur expliquer de pareils symptômes, il se peut que l'accident ne soit pas reconnu dès le principe.

Les épanchements pleurétiques n'en sont pas moins annoncés le plus souvent par les signes de la pleurésie : un frisson, puis de la douleur en même temps que de la fièvre et de l'anxiété, fixent l'attention, etc., (1). » Un accident grave que l'on ne voit qu'après l'opération par l'instrument tranchant est l'*angio-*

(1) Ouvrage cité.

leucite. Elle se reconnaît à des plaques rouges, sans bordures festonnées, à des grosseurs disséminées, douloureuses et qui s'étendent jusque sous l'aisselle. C'est le résultat de la douleur et de la vive inflammation qui s'est emparée de la plaie et des parties voisines. Ces accidents exigent un traitement actif, dont cependant n'a pas besoin la personne opérée ; le traitement consiste en saignées, sangsues, et des frictions mercurielles, etc. Et *le phleg-mon diffus* n'est-il pas encore le compagnon exclusif de l'opération par le couteau. Et ce phlegmon ou cette inflammation ayant son siège dans les couches profondes, c'est-à-dire au-dessous de la plaie, ne tarde pas à se répandre par-ci par-là aux environs. La douleur est vive et poignante. Une fièvre ardente s'empare de la personne opérée, le pouls est fort et fréquent, la soif intense et la langue sèche. Le côté de la poitrine où l'opération a été faite est douloureux, rouge et gonflé, c'est alors qu'il faut rouvrir la plaie, la couvrir de sangsues et s'il y a des abcès, ce qui a lieu fréquemment, il faut encore

3.

les ouvrir largement et recouvrir le tout
de cataplasmes émollients et laudanisés ;
heureux quand on peut arrêter les progrès
d'une telle complication qui le plus souvent
emporte les malades dont tout le côté n'est
alors qu'un vaste foyer de pus.

Ce n'est que quand le chirurgien a affaire
à une petite tumeur bien circonscrite qu'il
peut se flatter d'enlever tout le mal, et encore
ne négligera-t-il point quelque petits prolon-
gements imperceptibles à l'œil, tenant à une
petite tumeur et donnant lieu plus tard à
une récidive certaine. C'est sans doute pour
cela que tous les opérateurs de nos hôpitaux
déclarent qu'il y a toujours ou presque toujours récidive après l'enlèvement d'une tumeur cancéreuse. Sans admettre qu'une tumeur cancéreuse soit le produit d'une infec-
fection générale, on est porté à penser, et cela
avec raison, que si l'on enlève aussi subite-
ment que le fait l'instrument tranchant, un
mal qui siège depuis déjà longtemps sur une
partie de notre corps ; un mal assez important
pour finir par infecter toute la constitution,

n'est il point raisonnable, dis-je, d'admettre que de l'enlever aussi promptement c'est s'exposer à voir survenir une grande perturbation dans la santé de la personne opérée? Il me semble plus sage, plus prudent d'employer généralement un mode d'opération qui tout en enlevant le mal, laisse encore un peu à la nature le temps de s'habituer à cet enlèvement, en se purifiant par l'ouverture pratiquée pour donner issue au produit cancereux. C'est ce que l'on a cherché depuis longtemps. On a employé pour arriver à ce but différents caustiques, qui ont eu un avantage réel sur l'instrument tranchant mais qui ont jusqu'ici toujours laissé à désirer; nous ne les citerons pas tous, mais nous parlerons seulement de ceux qui ont été le plus souvent mis en usage.

Des médecins ont employé pour détruire les tumeurs concéreuses, la potasse caustique; mais son emploi est très difficile. Elle tombe promptement en déliquescence et s'étale ainsi sur des points que l'on voulait ménager; elle occasionne des hémorrhagies et si elle rencontre une certaine couche de graisse, elle la saponifie , — enfin elle développe une exsudation·sanguine considérable qui la détache de la tumeur et diminue considérablement son action sur cette tumeur.

La pâte de Vienne a obsolument les mêmes inconvénients que la potasse.

Le caustique de Vienne solidifié, caustique de Filhos est dans le même cas.

Le beurre d'antimoine est extrêmement déliquescent, et quoique jouissant d'une force destructive très grande et très prompte, il ne peut à cause de sa déliquescence être mis en usage que fort rarement et dans des cas spéciaux.

L'acide nitrique ne peut être employé tel qu'il est ; on en imbibe du linge ou de la charpie, etc., que l'on applique sur le lieu que l'on veut détruire. C'est un excharrotique très difficile à manier.

Il en est de même de l'acide sulfurique ; l'on est également obligé de le mêler avec du safran de manière à en faire une espèce de pâte que l'on met sur la partie malade qu'il détruit avec une grande rapidité et très profondément, si besoin est.

Le chlorure de zinc a joui d'une grande réputation, qu'il mérite jusqu'à un certain point. C'est en Allemagne où il fut employé pour la première fois pour détruire les tumeurs cancéreuses. Mêlé de cent parties de farine sur cinquante, le chlorure de zinc forme une pâte qui n'a d'action que sur les plaies ou les parties privées de leur peau.

C'est un des caustiques qui occasionnent le plus de douleurs, lesquelles persistent pendant plusieurs jours après l'opération.

L'arsenic sert de base à plusieurs poudres caustiques dont les plus connues sont celles de Rousselot, du Frère Côme, d'Antoine Dubois, de Dupuytren, la poudre italienne et l'onguent d'Hellemund.

« Aucun caustique, dit le professeur Velpeau, ne provoque plus de réaction locale que les caustiques arsenicaux ; » tout le contour de la partie atteinte se gonfle, se tumefie, s'enflamme, comme si elle était prise d'une sorte de phlegmon. Les douleurs qu'ils causent sont d'ailleurs très-vives ; il en résulte même en général une fièvre assez intense ; de la céphalalgie et des nausées. Du reste une fois ce premier orage passé, c'est-à-dire après quatre ou cinq jours, l'escarre, d'abord assez humide, se desséche, se rétracte, Quand le moment de l'élimination arrive, il n'est point rare de voir la plaie se cicatriser à mesure, de sorte que la guérison est quelque fois terminée au moment où l'escarre tombe tout-à-fait.»

« De tous les caustiques, le caustique arse-
» nical est sans contredit le plus dangereux.
» Il est parfaitement établi aujourd'hui, et on
» l'a d'ailleurs remarqué de tout temps, qu'une
» partie de l'arsenic employé ainsi, pénétre
» dans le sang et peut empoisonner les mala-
» des. Des observations parfaitement authen-
» tiques démontrent que la mort est arrivée
» plusieurs fois de la sorte.»

Puisque nous venons de rapporter l'opinion du professeur Velpeau, sur les dangers des poudres ou pâtes arsenicales dans le traitement des cancers, nous croyons devoir citer ce que dit cet auteur des avantages que présente l'emploi des caustiques bien choisis contre les affections cancéreuses.

« Détruisant les tissus sans les diviser, trans-
» formant en escarres les parties qu'ils désor-
» ganisent, les caustiques n'ouvrent point de
» vaisseaux, ne font point naître d'hémorrha-
» gies, n'exigent point de ligatures artérielles,
» de pansements, de bandages spéciaux, si la
» plaie qu'ils laissent ne se cicatrise pas à me-
» sure que les escarres secs se détachent, elle
» se déterge, se mondifie, du moins en géné-
» ral très promptement, après l'élimination
» des tissus mortifiés (1). »

Ensuite après avoir voulu faire ressortir les
avantages de l'opération par l'instrument tranchant sur les applications escarrotiques, il
ajoute (2) : « néanmoins les caustiques possé-
» dent quelques avantages qu'il ne faut pas
» nier. Ne donnant point l'idée d'une opé-
» ration, ils ébranlent moins l'esprit des ma-
» lades; on les accepte avec plus de sang-froid,
» avec infiniment moins d'effort que l'action
» du couteau. Mortifiant les tissus de proche

(1) Traité des maladies du Sein et de la Région mam
maire, p. 658.

(2) Même ouvrage, p. 662.

» en proche, ils ne donnent lieu à aucun
» écoulement de sang, ne remuent pas aussi
» profondément l'économie que l'opération
» proprement dite. Les femmes traitées de la
» sorte ne sont pas obligées de se tenir au
» lit, de se considérer comme malades. Les
» pansements exigent peu de soins et ne
» nécessitent pas obsolument l'intervention
» du chirurgien. La plaie se déterge en général
» très-vite et une fois détergée, elle marche
» rapidement vers la cicatrisation, sans mettre
» complètement à l'abri de la phlebite ou de
» l'infection purulente, comme l'ont prétendu
» quelques chirurgiens, il y a pourtant lieu
» de supposer qu'ils exposent un peu moins que
» l'opération, à ces fâcheuses complications. »

Quoique partisan d'une manière exclusive de l'opération par l'instrument tranchant, ce chirurgien finît cet article, de son livre, par reconnaître que les caustiques sont préférables à l'instrument tranchant :

1° *Lorsque le cancer est ulcéré, en plaques et plus large qu'épais ;*

2° *Lorsque même par l'instrument tranchant,*

il n'y aurait pas lieu de conserver une partie des teguments envahis par la tumeur;

3° *Toutes les fois que le cancer est fongueux, exactement limité, et que le malade redoute beaucoup plus l'action du bistouri;*

4° *Des squirrhes ulcérés, anfractueux ou disseminés peuvent être atteints par le caustique mieux que par l'opération;*

5° *Il en serait de même d'ulcères cancéreux adhérents au sommet de l'aisselle, sous la clavicule, au voisinage des os.*

En parlant ainsi, ce chirurgien fait une part, ce me semble, beaucoup plus grande aux caustiques, qu'à l'instrument tranchant, dans l'opération du cancer.

Et les cas qu'il cite, où l'on doit opérer par les caustiques étant les plus graves, il me semble qu'on ne doit pas moins les employer pour ceux qui présentent moins de danger.

Les caustiques seront dans cette dernière circonstance d'une action aussi utile; qui peut plus peut moins.

Beaucoup d'autres chirurgiens, jouissant d'une grande réputation à cause de leur science et de leur talent ont déclaré et déclarent encore que l'opération des cancers par les caustiques, doit toujours être préférée à celle de l'instrument tranchant.

Mais ainsi que nous l'avons vu, tous les caustiques employés pour enlever les tumeurs cancéreuses varient de force, de nature. Ils agissent tous d'une manière spéciale à chacun d'eux, non seulement sur le mal même mais encore sur tout l'organisme en général. Après avoir employé tous ceux dont nous avons fait l'énumération et ayant trouvé à chacun d'eux des défauts qui me fesaient désirer d'en trouver un autre sans les inconvénients attachés à ceux connus, je suis parvenu à composer une poudre, dont je fais une pâte au moyen d'un liquide inoffensif. Ce composé appliqué sur une tumeur cancéreuse la détruit en très peu de temps. Il n'est pas besoin comme pour certains caustiques de dénuder la peau, avant de l'appliquer, si la tumeur n'est point ulcérée. Il n'est point nécessaire de faire plusieurs applications pour enlever toute la tumeur, une seule suffit. Ma pâte détruit tous les tissus malades et respecte ceux qui sont sains. Elle n'occasionne que fort peu de douleurs, et jamais de fièvre. L'on peut boire et manger à son appétit, et le plus souvent vaquer à ses affaires. Avec l'application de mon caustique, l'on ne peut craindre l'exsudation sanguine qui empêche si souvent le succès de l'opération, quand elle est faite par le plus grand nombre de ceux employés habituellement ; on est à l'abri des hémorrhagies et des infections purulentes. On ne doit point craindre l'apparition d'érysipèles qui viennent si souvent à la suite de l'opération tranchante. Mon caustique ne contient aucune substance vénéneuse dont on pourrait craindre l'absorption. C'est avec son emploi que j'ai obtenu les guérisons que je vais rapporter. Les unes sont déjà anciennes, les autres plus nouvelles. Elles ont eu lieu chez des malades qui peuvent elles-mêmes ou par leurs parents ou connaissances certifier la sincérité des faits que j'avance. Je les rapporte avec l'espérance même que les personnes intéressées les contrôleront. Elles le peuvent, car par reconnaissance pour moi, je le sais, ceux que j'ai guéris , s'empresseront de bien accueillir quiconque leur demanderait des renseignements sur l'efficacité de ma méthode de guérison.

CHAPITRE III.

Observations de Guérison (1).

———

1re OBSERVATION.

Il y a quatorze ans, Mme veuve Conseil, âgée alors de 55 ans, rentière, rue des Ursulines, n° 12, à Saint-Germain-en-Laye, était affectée depuis 8 ans d'une tumeur can-

(1) Dans les observations que l'on va lire jai eu soin de relater principalement les opérations que j'ai faites sur le sein; parce que malheureusement pour les femmes, c'est cette partie qui, chez elles, est le plus souvent le siége du

céreuse du sein gauche. Je l'opérai par ma méthode et depuis elle a joui d'une parfaite santé (guérison radicale depuis 14 ans).

2e OBSERVATION.

Il y a 5 ans, Mlle Bergeret, âgée alors de 49 ans, dame de compagnie, chez Mme de Montauban, rue des Ursulines, n° 8, à Saint-Germain-en-Laye, était atteinte de tumeurs cancéreuses aux deux seins. Elle consulta plusieurs chirurgiens distingués qui lui déclarèrent qu'il était trop tard, que l'opération

cancer (a), et cet affreux mal n'est que trop commun. Les cancers des lèvres, du nez et des autres parties du corps sont beaucoup moins graves et beaucoup plus faciles à enlever par mon caustique; c'est pour cela que je parle spécialement des cancers de la mamelle.

(a) Les hommes ne sont pas absolument à l'abri du cancer du sein, pas plus que des autres maladies qui viennent envahir cette partie du corps chez la femme, mais les cas sont fort rares; cependant ainsi que j'en ai observé plusieurs, les docteurs Bartholin, Sédillot, Vidal, A. Berard, Velpeau, H. Larrey Dequin, etc., citent des exemples du cancer de la mamelle chez l'homme, ainsi que de plusieurs autres maladies affectant ordinairement le sein des femmes; mais il est à remarquer, que chez ces hommes dont les seins étaient le siége du cancer ou d'une autre maladie, ces seins étaient naturellement plus gros qu'ils ne le sont habituellement dans le sexe masculin.

ne pouvait plus être faite ni par l'instrument tranchant ni par les caustiques. Voyant les progrès effrayants que faisait son mal, elle ne s'en tînt pas là. Elle entendit parler de mes succès, elle vînt me trouver, je l'opérai par mon caustique. Elle a obtenu une guérison complète. (Depuis 5 ans.)

3e OBSERVATION.

Mme veuve Levasseur, âgée de 60 ans, rue de Mareaulley, n° 9, à Rueil (Seine-et-Oise), portait au sein droit un squirre depuis plusieurs années, que j'opérai, et depuis lors il n'y a pas eu récidive. (Il y a 9 ans.)

4e OBSERVATION.

Mme veuve Coignon, âgée de 30 ans, rue Saint-Pierre, n° 1, à Beauvais (Oise), avait un squirre au sein gauche, que je lui enlevai il y a trois ans, par ma méthode. (Pas de récidive.)

5ᵉ OBSERVATION.

Il y a 14 ans, M. Ledez, jouaillier-bijoutier, rue Vivienne, n° 33, à Paris, portait deux glandes cancéreuses à la tête depuis long-temps, mais depuis deux ou trois ans elles avaient tellement grossi et lui occasionnaient de si cruelles souffrances, qu'il se décida à consulter des chirurgiens pour se faire opérer, malgré sa répugnance pour l'instrument tranchant. Plusieurs se refusèrent à l'opérer, en lui disant que l'opération serait trop dangereuse, d'autres le prévinrent seulement du danger qu'il allait courir. Enfin, il vînt se confier à mes soins. Je l'opérai avec un plein succès. (Il y a 14 ans.)

6ᵉ OBSERVATION.

M. Dubray, âgé de 70 ans, rue des Gravilliers, passage Barrois, à Paris, était affecté il y a douze ans d'un cancer du nez. Depuis

vingt ans qu'il était malade, M. Dubray avait
eu recours à un grand nombre de médecins
et de chirurgiens pour se guérir. Je l'opérai
par ma méthode. Guérison parfaite. (Depuis
12 ans.)

7ᵉ OBSERVATION.

Il y a neuf ans, Mᵐᵉ Victor Guérin, âgée
alors de 46 ans, demeurant à Paris, rue
Vivienne, nᵒ 14, portait il y a neuf ans, une
tumeur squirreuse du sein droit qui avait
considérablement augmenté depuis cinq ans.
Je l'opérai et depuis lors elle jouit d'une parfaite santé. (Guérison datant de 9 ans.)

8ᵉ OBSERVATION.

Mˡˡᵉ Brion, âgée de 48 ans, alors rentière,
demeurant à Sary, près de Châlon-sur-Marne,
réclama mes soins il y a sept ans, pour une
affection cancéreuse du sein gauche. C'était un
ulcère volumineux avec tous les signes du
cancer. Cette malade s'était déjà fait opérer

deux mois auparavant; et presque aussitôt après l'opération, le mal avait repullulé d'une manière effrayante. Je lui fis l'application de mon caustique. Au bout de quelques jours l'escarre formée par le caustique se détacha, la plaie se détergea promptement, la cicatrisation eu lieu très vite et depuis lors Mme Brion n'a plus rien vu de son cancer. (Guérison radicale depuis 7 ans.)

9e OBSERVATION.

Mlle Lefaudeux, agée alors de 52 ans, rentière, habitant Honfleur, rue du Puits (Calvados), portait depuis huit ans, une tumeur cancereuse, occupant tout le sein droit, dont le mamelon était rentré. Je l'opé rai avec un plein succès, *il y a 4 ans*. Pas de récidive.

10e OBSERVATION.

Mme Carlier, âgée alors de 57 ans, demeurant à Belleville, près Paris, rue de la Mare, n° 31, portait depuis six ans, une tumeur cancéreuse du sein droit que je lui enlevai, *il y a 4 ans*, et depuis lors elle jouit d'une santé parfaite.

11ᵉ OBSERVATION.

Mᵐᵉ Baudoux Borgne, âgée alors de 35 ans, propriétaire à Pont – l'Evêque (Oise), portait, *il y a 4 ans*, une tumeur au sein gauche, que je lui guéris radicalement par ma méthode.

12ᵉ OBSERVATION.

Mᵐᵉ Poissac, âgée alors de 58 ans, propriétaire, demeurant à Château – du – Loir (Sarthe), portait au sein gauche, un cancer lardacé qui depuis plusieurs années avait fait de tels progrès que plusieurs chirurgiens consultés par elle avaient déclaré que le mal était trop considérable pour tenter une opération, soit par le bistouri soit par les caustiques. Je l'opérai par mon procédé avec un succès complet, *il y a 5 ans*. Pas de récidive.

13e OBSERVATION.

Mme Levasseur, âgée alors de 51 ans, femme du percepteur des contributions directes de Froissy (Oise), vint me trouver il y a trois ans, pour une tumeur de la grosseur d'un œuf d'oie et qui avait son siége dans le sein droit. Je l'en délivrai voilà de celà *trois ans*, avec une guérison complète.

14e OBSERVATION.

M. Brignot, âgé de 72 ans, jardinier, maison de M. Léger, rue Saint-Pierre, à Saint-Germain-en-Laye, portait au nez une affection cancérense, que les médecins et chirurgiens qu'il consultait, n'osaient opérer à cause du grand âge du malade et de l'étendue d'un mal qui datait de 15 ans. Je l'en délivrai radicalement, *il y a 8 ans*. Pas de récidive.

15ᵉ OBSERVATION.

Il y a dix ans, M. Cudel, âgé de 62 ans, alors loueur de voitures, rue de Chabrol, 52, à la Chapelle Saint-Denis, me consulta pour un cancer, qu'il portait depuis 5 ans à la lèvre inférieure et qu'il s'était déjà fait opérer par le bistouri. J'examinai bien ce mal qui repullulait chaque jour d'une manière à inquiéter M. Cudel. Je le décidai à subir une deuxième opération au moyen de mon caustique. Et il fut guéri de cette fois sans *récidive*, *voilà de cela* 10 *ans*.

16ᵉ OBSERVATION.

Mˡˡᵉ Frelon, âgée de 32 ans. propriétaire à Dissay-sous-Courcillon (Sarthe), portait un volumineux cancer au sein gauche, que je lui enlevai *il y a* 5 *ans*. Guérison complète.

17ᵉ OBSERVATION.

Mᵐᵉ Bonnaire, propriétaire à Oroer, par Beauvais (Oise), âgée alors de 68 ans, était

affectée depuis six ans, d'un énorme cancer
dans lequel on trouvait les éléments du cancer
ancéphaloïde et du squirre, qui lui avait désor-
ganisé le sein gauche. Je l'opérai avec un plein
succès, succès qui ne s'est pas démenti depuis
l'opération faite, *il y a 2 ans.*

18ᵉ OBSERVATION.

Il y a 4 ans, j'ai guéri Mᵐᵉ Chapeau, de
Nozeroy, d'une tumeur cancéreuse du sein
droit.

19ᵉ OBSERVATION.

Il y a 4 ans, Mᵐᵉ Martin, demeurant à
Paris, rue Cadet, nº 17, me fit venir pour sa
sœur âgée de 52 ans et qui portait une tumeur
cancéreuse du sein droit. Je l'opérai avec une
guérison qui s'est maintenue depuis (4 *ans*).

20ᵉ OBSERVATION.

Mᵐᵉ Perin, âgée alors de 49 ans, demeurant
à Beauvais (Oise), rue de Nully-d'Hécourt,

n° 8, portait une tumeur cancéreuse au sein droit avec un engorgement axillaire du même côté, a été opérée par moi, *il y a 3 ans,* avec une guérison radicale.

21ᵉ OBSERVATION.

Il a y deux ans, Mme Menard, âgée alors de 56 ans, demeurant à Paris, rue de la Vieille-Estrapade, 17, portait deux tumeurs an le sein gauche, pour lesquelles elle vint me consulter. Elle était peu disposée à se faire opérer, parce qu'elle l'avait déjà été par un professeur à la faculté de médecine et que depuis l'opération, son mal avait pris des proportions extraordinaires. Je lui promis de cette fois une guérison complète, si elle voulait me laisser appliquer mon caustique. Elle y consentit et elle a obtenu une guérison sans récidive. (*Voilà* 2 *ans*).

22ᵉ OBSERVATION.

M. le colonel Morerette, demeurant à Gorze (Moselle), me fit appeler il y a deux ans pour avoir mon avis sur une affection cancéreuse que portait sa femme au sein gauche. Au premier examen je reconnus une tumeur cancéreuse à forme hypertrophique, compliquée d'adhérences et de l'engorgement des ganglions axillaires du côté malade. Cette dame avait consulté plusieurs chirurgiens qui reculaient devant l'opération à cause que les limites du mal n'étaient pas bien déterminées. La malade consentit à ce que je l'opérasse et elle obtînt une guérison qui depuis *deux ans*, s'est toujours maintenue.

23e OBSERVATION.

Il y a deux ans, Mme Hervé, âgée alors de 49 ans, demeurant à Paris, rue de la Pépinière, n° 45, vint me consulter pour une tumeur cancéreuse du sein droit qu'un professeur de l'école de médecine lui avait déjà opérée, mais qui était revenue grosse comme elle était, avec une rapidité effrayante. Je l'en délivrai de nouveau par mon caustique et depuis lors (2 *ans*), elle est guérie.

24ᵉ OBSERVATION.

Mme Piot, tanneur, demeurant à Dormans (Marne), portait depuis cinq ans un cancer quelle me montra il y a deux ans, il était lardacé. Je l'opérai, et depuis lors (2 *ans*), elle se porte bien.

25ᵉ OBSERVATION.

Mme Barbier, propriétaire à Nogent-sur-Seine, vint me consulter, *il y a trois ans*, pour une tumeur cancéreuse du sein droit qui la fesait souffrir depuis longtemps, en lui donnant les plus grandes inquiétudes pour ses jours. Je l'opérai et pas de récidive.

26ᵉ OBSERVATION.

La même Mme Barbier, satisfaite de l'opération, me fit appeller, *il y a deux ans*, pour voir sa sœur, Mlle Legras, qui était affectée d'un volumineux cancer ulcéré au sein gauche. Depuis six à huit ans le mal faisait des progrés toujours croissants. Je l'ai opérée avec un succès qui ne s'est pas démenti depuis.

27e OBSERVATION.

Il y a deux ans, M. de France, propriétaire à Neuilly–en–Thelle (Oise), me consulta pour un cancer ulcéré qu'il portait à la jambe droite et pour lequel il s'était déjà fait opérer, mais qui avait reparu et pris une très grande extension. Je l'opérai et depuis (2 *ans*), M. de France n'a plus trace de son mal.

28e OBSERVATION.

Il y a un an, Mme Carlier, marchande épicière, rue de Sèvres, n° 57 à Paris, me demanda de la délivrer d'une tumeur cancéreuse très volumineuse qu'elle portait au sein gauche. Je lui fis l'opération et depuis lors Mme Carlier se porte bien.

29e OBSERVATION.

A la même époque Mme Templier, demeurant à Paris, rue du Faubourg-Monmartre, n° 25, sœur de la précédente, se trouvait également porteur d'une tumeur cancéreuse au sein droit. On reconnaissait dans cette tumeur tous les caractères du cancer de la plus mauvaise nature. Il y avait des tissus qui avaient dégénéré en substance lardacée, une autre portion de ces tissus avait tout à fait l'organisation du cancer ancéphaloïde. Je l'opérai avec autant de succès que sa sœur et que sa mère, demeurant alors rue des Ecuyers, n° 3, à St-Germain-en-Laye.

30e OBSERVATION.

Mme Lenoir, âgée de 54 ans alors, demeurant à Paris, rue St-Martin, n° 333, me demanda l'année dernière de la délivrer d'une

tumeur cancéreuse, d'une nature spécialement fibreuse, qu'elle portait au sein droit.
Je l'opérai avec un succès complet.

31e OBSERVATION.

Il y a un an, Mme Petit, âgée de 49 ans,
demeurant à Paris, rue de Malte, n° 31, me
demanda de la délivrer d'une tumeur cancéreuse qu'elle portait au sein gauche.Je l'opérai avec un égal succès.

32e OBSERVATION.

Il y a deux ans, Mme Houlbrecque, demeurant à Versailles, rue de la Pourvoirie, n° 15,
me fit appeler pour l'opérer d'une tumeur
cancéreuse au sein droit. Pas de récidive.

33e OBSERVATION.

M. Bouveiron, maire de la commune de
Ressons, sur le Metz près Compiègne, m'a
fait appeler pour voir sa femme qui était

porteur d'une tumeur cancéreuse du sein gauche, qui depuis six ans fesait des progrès inquiétants. Je l'ai opérée sans qu'il y ait eu récidive (*voilà deux ans*).

34e OBSERVATION.

Mme Laurençon, âgée de 47 ans, demeurant à Sablonville, rue de Sablonville, 15, près Neuilly, me fit demander l'année dernière, pour la délivrer d'un volumineux squirre du sein qui l'inquiétait affreusement par les progrès qu'il fesait depuis 5 ans. Je l'opérai et depuis elle n'a plus rien ressenti de son ancien mal.

35e OBSERVATION.

Mme Bayvet, âgée de 49 ans, demeurant également à Sablonville, près Neuilly, rue du Midi, n° 3, ayant entendu raconter avec quel succès j'avais opéré Mme Laurençon, qui fait le sujet de l'observation précédente, réclama mes soins pour une tumeur cancéreuse qu'elle portait au sein droit.

Cette tumeur était bosselée, d'une nature carcinomateuse avec commencement d'ulcération. Je l'ai également guérie, à la même époque.

36e OBSERVATION.

Mme Fuche, demeurant à Paris rue du Roi de Sicile, n° 36, réclama mes soins, il y a un an, pour sa mère qui avait nne tumeur cancéreuse du sein droit, et que j'enlevai avec un succès complet, voilà de celà un an, et la guérison s'est toujours maintenue.

37e OBSERVATION.

Mme Andrieux, propriétaire à Cuigy en Braie, canton de Coudrey (Oise), portait, il y a deux ans, une tumeur cancéreuse du sein gauche, et dont je la délivrai également.

38e OBSERVATION.

Mme Dussault, âgée alors de 62 ans, demeurant à Beaumont, Sarthe, portait une

tumeur encephaloïde, lardacée au sein gauche,
qui mettait sa vie en danger, à cause des progrès qu'elle fesait depuis six ans. Je lui fis
l'opération, voilà deux ans, et elle n'a plus
rien vu de son ancienne affection.

39ᵉ OBSERVATION.

Mᵐᵉ Langlois, demeurant à Paris, rue St-
Louis-au-Marais, n° 11, me fit appeler, il
y a deux ans, pour un cancer ulcéré que
sa sœur âgée de 52 ans, portait au sein
gauche. Je l'opérai avec un succès qui ne
s'est pas démenti depuis.

40ᵉ OBSERVATION.

Il y a un an, j'ai délivré d'une volumineuse tumeur cancéreuse du sein gauche,
Mᵐᵉ Guy, âgée alors de 49 ans, demeurant
à Paris, rue St-Lazare, n° 114.

41ᵉ OBSERVATION.

Il y a également un an, Mme Chevallot-Marin, âgée de 49 ans, propriétaire, demeurant à Vitry-le-Français, rue de la Sous-Préfecture, m'a prié de la délivrer d'une énorme tumeur cancéreuse du sein droit. La guérison a été radicale.

42ᵉ OBSERVATION.

Mme Dupuis, teinturier, demeurant Place Godard, à Châlons-sur-Marne, était affectée de tumeurs cancéreuses dans le sein droit pour lesquelles elle s'était déjà fait opérer. Ces tumeurs, depuis la première opération avaient bientôt reparu avec des caractères effrayants. Je l'ai opérée de nouveau voilà un an, et Mme Dupuis, jouit maintenant d'une parfaite santé.

43ᵉ OBSERVATION.

Mᵐᵉ veuve Joulhac, âgée de 68 ans, demeurant à Paris, rue Beaurepaire, nº 13, portait au sein gauche un volumineux cancer ulcéré dont je l'ai délivrée, il y a deux ans. Pas de récidive.

44ᵉ OBSERVATION.

Il y a un an, Mᵐᵉ Guillet, âgée alors de 60 ans, demeurant à Beaumont (Seine-et-Oise), était atteinte d'un cancer ulcéré qui depuis six ans, avait fait tant de progrès qu'il avait fini par envahir tout le sein gauche. Je l'aï opérée avec un succés complet.

45ᵉ OBSERVATION.

Mᵐᵉ Boutin, âgée de 58 ans, demeurant à la Bretonnière, près d'Evreux (Eure), où elle est propriétaire, a réclamé mes soins pour

un squirre à forme hypertrophique, qui s'é-
tait emparé du sein gauche. Depuis huit ans
qu'elle portait ce mal toujours croissant, elle
avait fait beaucoup de remèdes pour le combattre. Enfin, ayant entendu parler de mes
succès, elle s'adressa à moi et je la délivrai
voilà un an, d'un mal qui fesait sa désola-
tion et qu'elle n'a plus vu depuis.

46e OBSERVATION.

Il y a un an, j'ai opéré avec un plein
succès Mme Seguin, âgée de 68 ans, propriétaire, demeurant à Lyon, grande rue des
Feuillants, n° 6. Elle portait depuis plusieurs années une volumineuse tumeur cancéreuse au sein gauche, avec ulcération. Cette
tumeur avait plus de 16 centimètres de cir-
conférence, et elle présentait à sa partie
supérieure cinq petites tumeurs formant
champignon. Une seule application de mon
caustique à suffi pour guérir cette dame
en lui enlevant complètement toute la tumeur

malade. La cicatrisation de la plaie s'est
faite tout aussitôt dans les meilleures conditions.

47ᵉ OBSERVATION.

Mme Isnard, de Grasse, âgée de 48 ans,
portait une volumineuse tumeur cancéreuse
au sein gauche, pour laquelle elle avait déjà
subi l'opération. L'année dernière je lui
ai enlevé de nouveau cette tumeur et depuis
Mme Isnard, ne craint plus qu'elle revienne ;
la plaie s'est cicatrisée avec une apparence
de guérison complète qui n'avait pas eu lieu
la première fois.

48ᵉ OBSERVATION.

Mme Letièvent, habitant Charolles, (Haute-
Saône), était affectée d'un cancer volumineux
au sein gauche, la tumeur qui avait envahi
tout le sein était ulcérée dans toute son
étendue ; elle avait l'aspect d'un chou-fleur,
avec des bords renversés en dehors. Elle

était le siége d'une suppuration continuelle donnant un pus ichoreux de l'odeur la plus fétide et telle que la produisent les ulcères cancéreux. Depuis six ans cette dame voyait sa santé dépérir chaque jour par l'action de l'affreux cancer qu'elle portait. Je l'en délivrai l'année dernière et la guérison s'est toujours bien maintenue.

49e OBSERVATION.

Mme Robiche, âgée de 49 ans, grainetière, demeurant à St-Denis, près Paris, portait une volumineuse tumeur concéreuse au bras droit qu'elle avait déjà fait enlever, mais qui était revenue avec une rapidité incroyable dès aussitôt après la première opération faite. Je l'en ai délivrée l'anné dernière sans qu'elle ait reparu depuis.

50e OBSERVATION.

Mme veuve Conrad, chez M. l'abbé Vaché, aumônier de la maison d'arrêt de Mazas,

âgée alors de 52 ans, réclama mes soins, il
y a ciuq ans, pour une affection cancéreuse
qu'elle portait aux deux seins, je lui fis l'application de mon caustique et elle a été parfaitement guérie. (*Voilà 5 ans.*)

51ᵉ OBSERVATION.

Mᵐᵉ Barbet, demeurant à Lyon, rue de
la Préfecture, 12, portait une tumeur cancéreuse au sein gauche pour laquelle je l'ai
opérée, il y a deux ans, avec une guérison
complète.

52ᵉ OBSERVATION.

Mᵐᵉ Meyer, âgée alors de 60 ans, propriétaire à Bâle, en Suisse, faubourg St-Jean,
n° 38, portait au sein gauche une tumeur volumineuse avec tous les signes caractéristiques
du cancer. Cette tumeur avait cela de spécial,
c'est qu'elle occasionnait des douleurs d'une

cruauté peu commune même dans les affections cancéreuses. Je l'opérai et voilà de
celà 15 ans, et la guérison s'est toujours
maintenue.

53ᵉ OBSERVATION.

Mᵐᵉ Lecler, âgée alors de 47 ans, femme
du receveur municipal de la ville de Beauvais (Oise), portait depuis un grand nombre
d'années une tumeur cancéreuse de la grosseur d'une tête d'adulte. Je l'opérai il y a
trois ans. Une seule application de mon
caustique suffit pour l'en délivrer et depuis
lors (3 *ans*), la guérison est parfaite.

54ᵉ OBSERVATION.

Mᵐᵉ Godin Stanislas, âgée alors de 52 ans,
propriétaire, à la Chapelle-au-Pot (Oise), portait depuis plusieurs années une tumeur cancéreuse au sein gauche, avec ulcération. Je
l'en délivrai et depuis lors (5 *ans*), elle n'a
plus rien vu de son affection.

55ᵉ OBSERVATION.

M. Malo, fabricant de gants, rue du Petit-Lyon-St-Sauveur, 5, à Paris, m'a fait appeler pour sa mère, âgée de 60 ans, portant au sein gauche une volumineuse tumeur cancéreuse avec mamelon ulcéré. Guérison radicale.

56ᵉ OBSERVATION.

Dans le courant de l'année 1856, Mᵐᵉ Gibert, âgée de 62 ans, portait au nez une tumeur cancéreuse, depuis huit ans, contre laquelle elle avait employé beaucoup de moyens pour s'en délivrer. Elle vint se confier à mes soins ; je l'opérai sans que le mal ait jamais reparu depuis (2 ans).

57e OBSERVATION.

Mme Parmentier, âgée de 64 ans, femme du maire de la commune de Blacourt, près Onz–en–Bray, département de l'Oise, portait au sein droit, depuis plusieurs années, une volumineuse tumeur cancéreuse ulcérée. Je l'ai opérée, il y a deux ans, et elle jouit actuellement d'une santé parfaite.

58e OBSERVATION.

Depuis longtemps Mme Hennequin, femme du receveur de l'octroi à St-Germain-en-Laye, portait à la face un cancer de la plus mauvaise nature. Je l'ai opérée, il y un an, sans qu'il y ait apparence de récidive.

Voilà un certain nombre de guérisons que j'ai toutes obtenues au moyen de ma méthode. C'est toujours en faisant l'application de mon caustique que ces opérations ont été faites, sans qu'il soit jamais survenu aucun accident entraver les guérisons.

Ces guérisons datent déjà de plusieurs années, beaucoup sont déjà anciennes et il n'y a pas eu une seule récidive, et néanmoins j'ai opéré sur plusieurs malades qui avaient été atteints de récidives.

Je pense qu'il est inutile de continuer l'énumération de toutes les personnes que j'ai guéries; cependant je ne terminerai pas ce chapitre sans relater plusieurs lettres qui m'ont été écrites, par reconnaissance après guérisons faites, ou qui ont été adressées à des journaux pour témoigner de l'heureuse réussite de ma méthode. Ce sont des pièces authentiques constatant mes succès.

Le journal la *Patrie* du 26 août 1858, contenait la lettre suivante :

Monsieur le Rédacteur,

Veuillez permettre à ma vive gratitude de faire connaître le fait suivant qui intéresse l'humanité.

« Je crois remplir un devoir de reconnaissance en déclarant que ma femme, âgée de 57 ans, était en proie aux plus vives souffrances occasionnées par un cancer au sein, dont elle était atteinte depuis plusieurs années. Elle se sentait mourir !... Cette appréhension fut confirmée sans la moindre hésitation par plusieurs docteurs distingués, dont l'un professeur à la faculté et jouissant d'une grande réputation.

M. le docteur Michel (de Metz), médecin de la faculté de Paris, rue Vintimille, 22, s'occupant spécialement du traitement des cancers, fut appelé. Il a parfaitement guéri le cancer dont ma femme était atteinte, sans le secours d'aucun instrument tranchant. Mon médecin ordinaire a reconnu lui-même que c'était là un résultat merveilleux ; voilà près de quatre années écoulées et ma femme jouit de la santé la plus florissante.

Je désire donc que la présente déclaration puisse être utile aux personnes affligées de semblables maladies et cela dans un but tout d'humanité.

MATHIEU GIRAUD,

Propriétaire, conseiller municipal
de la commune d'Issy (Seine).

On lisait dans la *Gazette de France* du 27 août 1858 :

Nous recevons la lettre suivante avec prière de l'insérer :

Je soussigné, Louis-Etienne Lembert, baron de Chamerolles, chevalier de la Légion d'honneur, propriétaire et maire à Chilleurs-aux-Bois, canton et arrondissement de Pithiviers (Loiret), déclare que ma femme a été guérie d'un cancer au sein, en juin 1854, par les soins du docteur Michel (de Metz), médecin de la faculté de Paris, rue Vintimille, 22, à Paris.

Madame de Chamerolles, avait eu pendant trois ans recours aux médecins les plus distingués de la Province et de Paris, entr'autres le docteur Récamier, sans éprouver aucun soulagement dans sa position. Ce fut d'après de nombreux et de bons renseignements sur la méthode curative du docteur Michel, qu'elle se décida avec mon consentement à se confier à lui, et depuis lors elle n'a qu'à s'en applaudir.

Voilà quatre années écoulées et madame de Chamerolles , jouit de la santé la plus florissante.

En foi de quoi je signe la présente déclaration, désirant qu'elle soit utile aux personnes affligées de semblables maladies.

Fait au château de Chamerolles.

Lambert de Chamerolles. »

Le *journal de l'Oise,* du mois d'août 1858, contenait les lignes suivantes, qui furent rapportés par le journal la *Patrie* du 28 dudit mois d'août :

« La reconnaissance du malade envers le médecin, a été si souvent exploitée par le charlatanisme et la réclame, qu'elle hésite aujourd'hui à se manifester par l'organe de la publicité. Nous croyons cependant pouvoir faire une exception en faveur des faits suivants qui nous sont communiqués et dont plusieurs de nos compatriotes rendent les plus honorables témoignages.

« Un médecin de la faculté de Paris, M. le docteur Michel, rue de Vintimille, 22, à Paris, a appliqué d'une manière vraiment miraculeuse, à plusieurs personnes de Beauvais et du département, sa méthode de traitement curative dans les affections cancéreuses du sein.

« Une dame de notre ville, plus que septuagénaire et dont tout le monde connaît l'honorabilité, Madame Sommereux, nous offre une preuve vivante de l'excellence de ce système. A cet exemple de guérison complète, nous sommes autorisés à ajouter celui de Madame Levasseur, femme du percepteur de Froissy et ceux de Madame Lecler, dont le mari est receveur municipal de la ville de Beauvais, et de Madame Domoneville, propriétaire, rue Jean-de-Linière, 3.

« Jusqu'alors ces maladies étaient regardées comme inguérissables, M. le docteur Michel (de Metz), a donné à ce préjugé populaire le plus concluaut démenti : celui de la pratique et de la guérison sans rechûte (1). »

(1) On peut remarquer qu'ici le *journal de l'Oise*, confirme la guérison radical de plusieurs personnes telles que mesdames Levasseur et Lecler, dont nous avons parlé dans nos observations de guérison rapportées antérieurement.

Le journal la *Patrie* du 26 septembre 1858, contenait les lignes suivantes :

Nous recevons la lettre qui suit avec prière de l'insérer.

Monsieur le Rédacteur,

Au moment où tous les journaux retentissent des cures merveilleuses obtenues par le docteur Michel (de Metz), demeurant à Paris, 22, rue Vintimille, dans le traitement des maladies cancéreuses, sans le secours d'aucun instrument tranchant, je me fais un devoir de joindre ma voix à celle des nombreux malades guéris par ses soins.

Je voudrais le remercier publiquement par l'organe de votre estimable journal, après l'heureuse guérison de ma femme, qui était atteinte d'une maladie chronique de la peau et que plusieurs médecins renommés avaient vainement traitée avant lui ; voilà près de huit ans écoulés et le docteur Michel, seul, a su

lui rendre la santé la plus florissante : j'aime
à le proclamer dans l'intérêt des malades qui
pourraient avoir besoin de ses soins.

Paris, ce 24 septembre 1858.

SARRAZIN.

Joaillier-bijoutier, 19, boulevart St-Denis.

Le 15 septembre 1858, on lisait dans la *Gazette de France* :

Nous recevons la lettre suivante avec prière de l'insérer.

Je crois remplir un devoir aujourd'hui, devoir autant d'humanité que de reconnaissance, en déclarant que, vers le milieu de l'année 1850, ma mère, âgée de cinquante-un ans, en proie aux plus vives souffrances, occasionnées par un cancer au sein, dont elle était atteinte depuis six ans, après avoir été entièrement abandonnée par plusieurs médecins distingués, entr'autres un professeur à la faculté et jouissant d'une grande réputation, me déclarant que, dans l'état où se trouvait ma pauvre mère, la médecine était impuissante, que l'opération était impossible.

M. le docteur Michel (de Metz), médecin de la faculté de Paris, rue Vintimille, 22, à Paris, s'occupant spécialement du traitement des cancers fut appelé. Il a guéri la malade sans le secours d'aucun instrument tranchant.

Mon médecin ordinaire reconnaît lui-même que c'est là un résultat merveilleux. Voilà près de huit années écoulées et ma mère jouit de la santé la plus florissante.

En livrant ces lignes au public, celui qui les écrit a pour but de rendre ici un hommage de vive et sincère reconnaissance à l'homme qui sauva ma mère.

Paris, le 13 septembre 1858.

ADOLPHE BARAFORT,

Négociant, maison Guérin Barafort, rue aux Ours, n° 26.

Le 10 décembre 1858, le journal la *Patrie* disait :

Nous recevons la lettre suivante avec prière de l'insérer.

Monsieur le Rédacteur,

Depuis plusieurs années j'étais affectée d'un cancer au sein, réputé incurable par deux professeurs de la faculté. Après avoir été entièrement abandonnée par plusieurs docteurs distingués, je déclare que j'ai été parfaitement guérie sans le secours d'aucun instrument tranchant, par le docteur Michel, rue Vinti-ille, 22, à Paris.

Voilà cinq années écoulées que cette cure merveilleuse a été faite et depuis je jouis d'une santé parfaite. Je désire que la présente déclaration puisse être utile aux persones atteintes de cette cruelle affection et cela dans un but tout d'humanité.

Guiscard, ce 7 septembre 1858.

Veuve PINGEOT,
Propriétaire à Guiscard (Oise).

Le même journal, la *Patrie*, rapportait le 18 du même mois, ce qui suit :

Nous recevons la lettre suivante.

Monsieur le Rédacteur,

Je crois remplir un devoir de reconnaissance et rendre un service à l'humanité en faisant connaître le fait suivant :

Ma femme, âgée de 75 ans, était en proie aux plus vives souffrances occasionnées par un cancer au sein dont elle souffrait depuis huit ans. Elle avait été abandonnée par plusiers médecins distingués.

J'ai consulté des princes de la science qui m'avaient déclaré que tout était désespéré, qu'il n'y avait rien à attendre de la médecine et que toute opération était impossible. Mon médecin m'engagea à conduire, sans retard, ma pauvre femme à Paris, me disant qu'il ne voyait plus pour elle de salut que dans le traitement du docteur Michel (de Metz), rue de Vintimille, 22, à Paris. Ce médecin entreprit la guérison et sans le secours d'aucun iustrument tranchant, son traitement fut dans l'espace de six semaines couronné d'un plein succès.

Voilà plus de 2 ans que ma femme jouit de la santé la plus parfaite et ne cesse de proclamer que le docteur Michel a été son sauveur.

Je serais héureux que ce témoignage public de reconnaissance propageât la méthode du docteur Michel.

SOMMEREUX,

Capitaine en retraite, propriétaire
à Beauvais (Oise).

Beauvais, le 15 septembre 1858.

Le journal la *Gazette des Tribunaux* du 3 avril 1859, rapporte ce qui suit :

Paris, le 25 mars 1859.

Monsieur le Rédacteur,

Je crois remplir un devoir autant d'humanité que de reconnaissance, en déclarant que depuis dix ans j'étais en proie aux plus vives souffrances occasionnées par un cancer au sein qui se trouvait entièrement envahi par le mal.

J'avais été abandonnée par plusieurs médecins distingués; j'avais consulté des princes de la science, qui m'avaient déclaré qu'il n'y avait plus rien à faire, rien à attendre de la médecine et que toute opération était impossible. Ayant entendu parler des résultats heureux que M. le docteur Michel (de Metz), rue de Vintimille, 22, à Paris, avait obtenus, j'ai pris les informations les plus précises auprès des personnes les plus recommandables qui étaient radicalement guéries.

D'après leurs conseils je me décidai à me confier à ses soins. Ce médecin entreprit ma guérison et sans le secours d'aucun instrument tranchant, son traitement fut dans l'espace de deux mois couronné d'un plein succès.

Voilà près de trois années écoulées et je jouis de la santé la plus parfaite.

Je considère aujourd'hui le docteur Michel, comme mon sauveur, et ma voix n'aura jamais assez d'écho pour le proclamer. Je serais heureuse que ce témoignage public de ma reconnaissance, put être utile aux personnes affligées de cette cruelle maladie.

Agréez, etc.

Mlle VALNOT,
Rentière, rue des Vignes, n° 29,
aux Champs-Elysées.

On lit dans le *Jovrnal des Débats* du 27 janvier 1859 :

Nous avons déjà publié dans nos colonnes les cures merveilleuses obtenues par le traitement du docteur Michel (de Metz), aujourd'hui c'est un de ses honorables confrères, M. Victor Dumez, docteur en médecine, qui rend justice à l'efficacité de son traitement en lui adressant la lettre suivante :

A M. le docteur Michel (de Metz), demeurant à Paris, rue de Vintimille, 22.

Mon cher et honoré Confrère,

Ma pasition exceptionnelle m'a fait tarder jusqu'ici de rendre un témoignage public et éclatant à l'efficacité de votre méthode. Plus que la plupart de vos malades, je sais combien il arrive souvent que les résultats que l'on obtient en médecine ont besoin d'être consacrés par le temps ; c'est pourquoi j'ai attendu que la guérison de ma belle-mère fût à l'abri de toute récidive pour venir vous

remercier et vous dire ma reconnaissance de
l'avoir guérie d'une affection cancéreuse du
sein droit à sa dernière période, affection
ancienne qui comme toujours aurait résisté
à tous les topiques et que plusieurs médecins
de mes amis avaient déclarée incurable même
par le bistouri ; la malade ayant perdu par
ses craintes le bénéfice de ce moyen extrême.

Veuillez donc, cher et honoré confrère,
recevoir ici le témoignage de reconnaissance
et de dévouement de toute une famille qui
désormais vous considère comme un ami, un
bienfaiteur et agréez l'assurance de mon
affectueux attachement.

Docteur Victor Dumez,

24, rue de Luxembourg.

Paris, le 16 janvier 1859.

Voilà des faits de guérisons incontestables, le lecteur sera obligé d'en convenir. Mais il peut me répondre : quand je parle de vos cures aux médecins et aux principaux chirurgiens, ils me disent que le cancer n'est pas guérissable, et que les personnes que j'ai opérées n'étaient pas porteurs de cancer. J'ai déjà parlé de la possibilité de la guérison du cancer, mais j'y reviens pour répondre : admettons pour un moment que les cancers traités par moi ne sont pas guérissables ; mais il n'en serait pas de même de ceux pour lesquels ces messieurs les princes de la chirurgie sont consultés. En ouvrant le livre du professeur Velpeau, *Traité des Maladies du sein*, déjà cité, je lis à la page 584 et suivantes :

« La jeune femme (page 493) (1), qui avait
» au sein une tumeur adénoïde dans laquelle
» on a trouvé la cellule cancéreuse, est guérie
» depuis 1844. Madame D... que j'ai opérée

(1) A la page 493 est donné le détail de l'opération faite à mademoiselle M..., demeurant à Paris, quai de la Megisserie, en tête de la description de cette opération, on lit : *Tumeurs adenoïde, cellules cancéreuses, demoiselle de 23 ans, extirpation, guérison radicale.*

» en 1843, puis en 1845, d'un énorme ance-
» phaloïde chargé de cellules cancéreuses,
» est également restée guérie et se porte encore
» bien, 1853, malgré son âge avancé, malgré
» sa constitution chétive, malgré le volume
» de ses tumeurs. Il n'y a point eu de récidives
» non plus chez une jeune femme qui avait
» dans la mâchoire supérieure, une tumeur
» hématique infiltrée de cellules cancéreuses.
» Il serait puéril de redouter la récidive chez
» le malade auquel j'ai enlevé une partie des
» talons et dont les fougosités renfermaient
» cependant des cellules cancéreuses en assez
» grand nombre, au dire des micographes
» les plus distingués.

» La tumeur de Madame D.... opérée en
» 1847, contenait une énorme proportion de
» cellules cancéreuses ; cela n'empêche pas
» la malade d'être bien guérie et de jouir
» actuellement encore d'une très-bonne santé.
» Madame de L..., Madame de J..., dont je
» donne ici les observations avaient aussi le
» sein et l'aiselle remplis de masses ancepha-
» loïdes des mieux caractérisés et leurs

» tumeurs contenaient de la cellule cancé-
» reuse en quantité considérable. Ces dames
» cependant se sont promptement rétablies et
» n'ont pas cessé de se bien porter. »

Parmi les détails que donne le professeur Velpeau sur Madame de J..., dont il vient de parler, j'ai extrait les suivants : « Madame de J... après s'être fait traiter d'après l'avis de diverses personnes du monde et ne voyant point sa tumeur diminuer, elle s'adressa à M. Cruveilhier qui la soumit aux diverses médications usitées en pareille occurrence, le volume de la tumeur s'accroît rapidement les téguments se détruisent peu à peu. Un champignon d'un gris rougeâtre, fougueux, saignant, envahit bientôt toute la région axillaire. La malade s'affaiblit de plus en plus, des hémorrhagies successives amènent un dépérissement extrême et au moment où je fus prié de la revoir, je la trouvais dans l'état suivant : le pouls était petit à 96, la peau était partout comme collée aux os, les digestions devenues très-pénibles, ne permettaient plus que quelques aliments légers. La tumeur, encore très-mobile néanmoins, ne paraissait envoyer aucune racine en dehors de sa base, soit sous le bord du grand pectoral, soit dans le sommet de l'aisselle. Mais elle formait à l'extérieur un champignon du volume de deux poings, qui avait celà de particulier qu'une sérosité sanieuse, d'une odeur nauséeuse très-repoussante en sortait en quantité telle que dix à douze serviettes en étaient complètement imprégnées chaque jour. La malade et M. Cruveilhier, qui continuait à lui prodiguer des soins, m'affirmèrent que la quantité de ce liquide devait être de plus d'un litre dans les vingt-quatre heures depuis quinze jours.

La malade, sa famille et M. Cruveilhier, demandaient avec instance une opération, pour peu qu'il fut permis d'en espérer le moindre succès. Il me sembla difficile que dans l'état ou je la voyais, Madame de J... pût y résister, et qu'à ce degré extrême de développement le cancer ne revint pas en supposant l'opération heureusement terminée. Malgré ces remarques, l'opération sembla être une nécessité, les hémorrhagies et l'abondance du suintement ichoreux ne permettant ni de temporiser, ni de compter sur le maintien de la vie au-delà de quelques jours ; elle fut donc décidée pour le surlendemain. Par comble de malheur quand nous arrivâmes, un commencement d'érysipèle s'était établi sur ce côté de la poitrine, là où la peau était incessamment souillée par le liquide sanieux venant de l'aisselle. Nous passâmes outre néanmoins et le cancer fut enlevé sans éthérisation, vu l'état de faiblesse extrême de Madame de J... qui supporta d'ailleurs cette pénible et douloureuse opération avec un rare courage et sans éprouver de syncope. Les premières vingt-quatre heures la laissèrent entre la vie et la mort. Elle reprit un peu de force le deuxième jour, malgré l'extension de l'érysipèle. Nous donnâmes quelques aliments ; les couleurs reparurent au visage ; la force revint peu à peu et Madame de J... heureuse de ne plus sentir l'énorme foyer qu'elle portait depuis si longtemps dans le côté, n'étant plus épuisée par l'énorme secrétion signalée plus haut, revint à la vie avec une rapidité d'autant plus surprenante que son érysipèle, parcourant les différentes régions de la poitrine, du bas ventre et des membres thoraciques , dura près de vingt jours. En somme la plaie se détergea, se régularisa petit à petit et se ferma définitivement au bout de la onzième semaine. Depuis cette époque, Madame de J... est devenue fraîche et forte, n'est plus reconnaissable ; la cicatrice lui tient le bras un peu raide pour les mouvements d'élévations ; mais elle ne songe plus à son ancienne tumeur et rien n'autorise à craindre pour l'avenir une repullulation du mal.

La pièce anatomique était pour le scalpel et pour l'œil formée à peu près en entier par du tissu cérébriforme le plus pur, le mieux conditionné qui puisse se voir. On aurait réellement dit de la pulpe cérébrale. C'était des pelotons gris-rougeâtres, confondus les uns avec les autres, réduits en bouillie sur quelques points, fougueux, se laissant écraser et contenant une trame vasculaire dans quelques autres. M. Fol-

lin et M. Lebert qui en soumirent des par-
celles au microscope, constatèrent de leur
côté quelles étaient formées de matière encephaloïde.

Nous étions en définitive tellement con-
vaincus, M. Cruveillier et moi, de la repullulation prochaine du cancer que nous n'avions
pris sur nous de l'enlever que dans le but de
reculer la mort de quelques jours, de remé-
dier pour quelques moments au moins a une
maladie que nous croyions incurable ; c'était
en un mot, par nécessité pour ne pas fuir le
le combat, c'était une opération *in extremis,*
comme le serait, je le suppose, une opération
de hernie étranglée chez un phthysique au
dernier degré, l'amputation d'un membre
broyé, chez un cancéreux d'ailleurs incurable. »

Ces détails vous démontrent jusqu'a la dernière évidence que les malades de M. Velpeau,
affectés du cancer de la plus mauvaise nature et
dans la condition la plus fâcheuse, *in extremis,*
comme il le dit lui-même, peuvent être opérés, guéris et qui plus est à l'abri de récidives.

7

Les faits de guérison que nous avons pris dans notre pratique et que nous avons relatés plus haut, étaient loin de se rapprocher, pour la gravité de celui dont nous venons de donner quelques détails. Il me semble qu'après cela ils sont possibles et très croyables, et l'on y ajoute foi, mais j'ai voulu faire ressortir ce qu'il y a de vrai et de sincère dans la bouche d'un médecin qui déclare quand on lui parle de mes succès, que les cancers ne sont pas guérissables. Concluons et disons que tous les cancers sont tous susceptibles de guérison quand ils sont bien opérés. Mais on a dit encore que les tumeurs que j'ai enlevées sans récidive n'étaient pas de nature cancéreuse, je vais faire une concession, j'admets qu'il pouvait s'en trouver parmi le grand nombre qui ne fussent pas complètement cancéreuses.

Serait-ce une raison pour ne pas avoir fait l'opération d'une tumeur, par exemple, qui n'aurait pas eu tous les caractères du cancer ? Faut-il attendre que cette tumeur ait pris tous les signes qui constituent la forme maligne. Car s'il y a quelques chirurgiens qui n'admettent pas que la tumeur bénigue puisse dégénérer en cancer, j'en suis fâché popr eux et surtout pour leurs malades. C'est une chose pour moi de la dernière évidence et en cela je me trouve de l'avis de M. Velpeau, qui dit à la page 582 de son livre déjà cité :

« M. Lebert comme M. Broca, n'admet pas
» qu'une tumeur non cancéreuse puisse jamais
» devenir un cancer. Pour ce pathologiste, le
» cancer est au début ce qu'il sera toujours
» une espèce, une entité distincte. Il ne peut
» naître que de lui-même et ce qui lui est
» étranger d'abord ne l'engendrera jamais.

» C'est ainsi que j'ai soutenu, continue
» M. Velpeau, et entendu autrefois ; mais en
» vieillissant, j'ai été témoin de faits qui ne
» semblent point se prêter a de telles doc-
» trines ; j'ai vu dans le sein , des tumeurs
» devenir cancéreuses après avoir conservé si
» longtemps le caractère de tumeurs béni-
» gnes, qu'il m'est difficile de ne pas y voir
» deux phases différentes d'une même mala-
» die. L'observation recueillie dans mon ser-

» vice par M. A. Richard, est une des plus
» curieuses sous ce rapport. En effet presque
» partout la tumeur était franchement can-
» céreuse même pour le microscope, quoique
» une de ses portions conservât néanmoins
» tous les caractères de la tumeur ade-
» noïde, M. Richard en conclut, il est vrai,
» qu'il y avait à la fois chez la malade une
» tumeur bénigne et une tumeur cancéreuse.
» Mais les deux tumeurs n'en fesaient qu'une,
» rien ne les séparait, jamais elles n'ont été
» distinctes ; je n'ai jamais vu dans la ma-
» melle une tumeur adenoïde en même temps
» qu'un cancer et il semble y avoir incompa-
» tibilité entre ces deux sortes de productions,
» si elles ne sont pas la suite l'une de l'autre.
» Dans les cas cité par M. Richard, la tumeur
» était d'un tissu continu ; la portion bénigne
» n'était qu'une région de la masse totale,
» rien ne la séparait nettement de la partie
» réellement cancéreuse.

  » J'ai vu d'autres cas semblables : une
» femme que j'ai opérée en février 1852,
» m'en a offert un nouvel exemple. Du vo-

» lume du poing, sa tumeur était formée de
» pelotons ancéphaloïdes disséminés et sépa-
» rés ça et là par des masses considérables de
» tissu mammaire hypertrophié ; l'élément
» cancéreux s'étant infiltré ou épanché dans
» le tissu de nature bénigne, dans l'organe
» naturel qui ne formait point par lui-même
» une tumeur réelle.

« A la page 581 du même livre, M. Velpeau
» dit qu'un caillot de sang, un fragment de
» fibrine, un grumeau de toute autre matière,
» une fois épanchés dans les tissus, peuvent
» s'y créer, et y former le noyau, le commen-
» cement, la source de différentes sortes de
» tumeurs, de quelques tumeurs cancéreuses
» en particulier. »

Après ces faits parfaitement établis on est
obligé de conclure encore qu'il ne faut pas
attendre pour faire une opération, qu'une
tumeur présente tous les signes complets du
cancer, je dis plus, qu'il est rationnel et de
la plus grande prudence d'enlever une tumeur
non naturelle existant dans le sein ou toute
autre partie du corps alors qu'elle ne présen-

terait encore aucun des signes propres à l'élément cancéreux ; parce que dans un temps prochain ou peu éloigné cette tumeur bénigne dégénérera, prendra du développement et deviendra un cancer avec tous ses dangers pour la vie, et dans ce dernier cas l'opération qui est plus grande, a moins de chances de succès.

CHAPITRE IV.

Récidives.

Quoique je n'ai point eu de récidive chez les personnes que j'ai opérées, je crois indispensable de dire un mot de ce terrible accident. Plusieurs raisons expliquent comment je suis arrivé à ne point voir repulluler le cancer chez mes malades.

D'abord mon procédé opératoire est le plus favorable de tous pour empêcher la récidive. Mon caustique, mieux que ceux que l'on a employés jusqu'ici et infiniment mieux que l'instrument tranchant, enlève le mal, détruit la tumeur entièrement, en profondeur et en largeur avec toutes les ramifications et mêmes les fibres qui s'étendraient déjà dans les parties saines. C'est un point capital.

Quand j'ai fait une opération, quand la tumeur est enlevée par le caustique, si j'aperçois quelque point, quelque portion de chair d'une nature douteuse, équivoque, j'applique dessus encore un peu de mon caustique, de manière à ne rien laisser qui puisse former germe et repulluler dans un temps plus ou moins prochain. Et avec les autres caustiques c'est très difficile d'en agir ainsi ; avec l'instrument tranchant c'est impossible.

Il y a des cas où je m'empresse de faire cicatriser la plaie, d'autres fois je tiens à y entretenir pendant un certain temps une suppuration au moyen de laquelle le corps, l'organisme se purifient pour ainsi dire des humeurs que je soupçonne exister. Avec cette précaution, je n'ai point besoin, comme quelques confrères le font, d'appliquer un cautère au bras ou à la jambe des personnes qu'ils viennent de guérir d'une opération du cancer. Je ne vois point du tout qu'un cautère placé au bras ou à la jambe, puisse avoir la vertu d'extraire, de faire venir du sein opéré l'humeur de mauvaise nature qui y serait restée ou qui s'y formerait. Le cautère placé ainsi ne donnerait issue à une humeur cancéreuse ou de mauvaise nature que dans le cas où il y aurait une infection générale.

Je ne discontinue pas de donner mes soins aux personnes que je viens d'opérer; je les guide encore longtemps par mes conseils et leurs fais prendre des médicaments propres à consolider leur guérison parfaite. Je me suis toujours parfaitement trouvé de leur ordonner quelques médicaments dépuratifs, dont je fixe la force selon la constitution de mes opérés. Les décoctions de douce amère, de patience, de bardanne, de bois de Gaïac, de squine, de sassafras, de morelle noire, de solanine, de scabieuse, et les sirops que l'on peut faire avec ces décoctions m'ont été souvent d'un emploi utile. Sans prescrire des purgatifs énergiques, j'ai soin de bien recommander aux convalescents de ne pas oublier qu'il est indispensable de prendre d'abord plusieurs fois par semaine, puis à des distances plus éloignées, des laxatifs qui précipitent sans cesse les humeurs par en bas. C'est sous forme de pilules que je leur ordonne cette médication, et les pilules de belloste, entr'autres ont dans le cas qui nous occupe, une action bienfaisante et tellement remarquable que je les prescrit presque exclusivement.

Lorsque je m'aperçois qu'il y a un peu de débilité générale, que le sang n'est pas riche en fibrine, que la constitution est un peu délabrée, j'ai recours aux férugineux qui ne manquent de montrer ici leurs vertus régénératrices du sang.

Si à cette débilité de constitution je m'aperçois qu'il y a un peu du tempérament scrofuleux, je joins aux préparations de fer, l'iode qui est le véritable et le seul spécifique contre les scrofules.

Des bains gélatineux pris assez fréquemment sont indispensables à mon avis, à la suite de l'opération du cancer.

Mais quant à ordonner après l'opération, dans la crainte d'une récidive, les médicaments indiqués pour combattre le cancer, je m'en garderais bien ; ces médicaments ne sont jamais sans action quelle soit bienfaisante ou malfaisante, surtout ceux conseillés pour détruire les affections cancéreuses, tels sont la cigue avec toutes ses préparations, l'arsenic, le mercure, les substances alcalines, l'or, l'iode, et l'huile de foie de morue. On ne prend pas toutes ces choses impunément sans que le corps n'en souffre et plus d'une de ces préparations a occasionné un trouble plus grand dans la santé que la maladie pour laquelle on l'administrait.

Il existe encore pas mal de médecins de l'école de Broussais, de la médecine physiologique qui admettent qu'une maladie, fut elle de nature cancéreuse, prend sa source dans l'irritation, dans l'inflammation. Alors dans le but d'éviter le développement d'une maladie dont on serait ménacé ils vous conseillent, de perdre du sang de temps en temps au moyen de la lancette ou des sangsues, ils vous prescrivent une nourriture légère, peu nourrissante, plutôt végétale qu'animale, etc. Ils auraient grand tort à mon avis, de donner de tels conseils après l'opération du cancer et alors que les personnes qui l'ont supportée ont besoin de toniques et de fortifiants, et c'est ce régime tonique et fortifiant d'une bonne alimentation que nous conseillons sans aucune exception.

Nous avons encore le soin d'engager nos convalescents à prendre une habitation, s'ils ne l'ont déjà, dans une bonne exposition, riche en air vital qui puisse avec le régime prescrit plus haut, donner de la force aux organes pour chasser de la constitution les humeurs de mauvaise nature s'il y en avait.

A cette occasion je dirai que quelques

opérateurs des hôpitaux de Paris ont avancé, que mes succès sans récidives fussent-ils tels qu'ils sont, cela tient à ce que j'opère toujours des gens riches ou du moins dans une aisance qui leur permet de jouir des bienfaits d'une bonne et salutaire habitation, que pour eux ils opèrent dans les hôpitaux des gens condamnés à vivre où ils sont fixés, dans une rue étroite de Paris où ils retournent respirer le mauvais air qui n'était peut être pas étranger chez eux à l'apparition du cancer. Je tiens un peu compte de ce fait qui est vrai, mais ces messieurs, ont opéré et opèrent encore des personnes de la Province et dans de belles conditions de fortune, mais qui n'ont pas celle d'être à l'abri des récidives. Cela tient sans doute au mode, à la manière dont on a opéré et non dans ce dernier cas à la mauvaise habitation, s'il y a récidive.

Je dirai, pour terminer, que le séjour au bord de la mer ne peut faire que du bien aux personnes opérées du cancer; aussi j'engage toujours mes malades à aller dans la belle saison respirer l'air du rivage maritime océanique principalement. C'est une faveur de la fortune pour ceux ou celles qui peuvent profiter de ce conseil.